ha
ha
ha

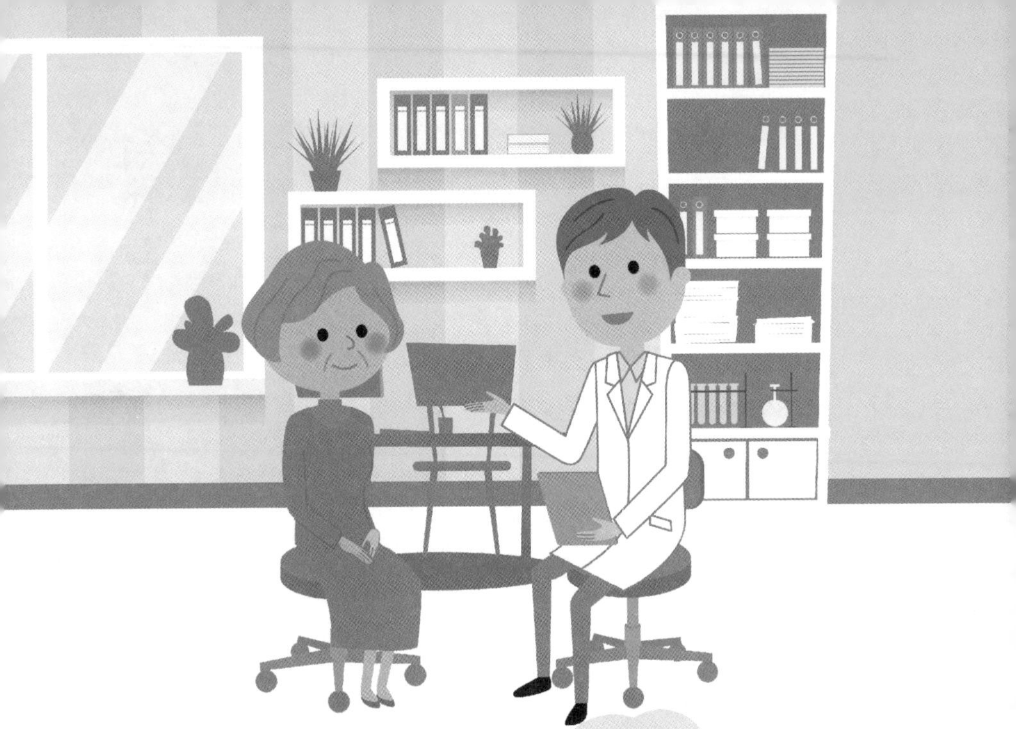

活出健康
快樂的自己！

跟診筆記與養生小語

陳慕純醫師健康教室

抗癌名醫 陳慕純　瑜伽達人 吳妍瑩　合著

目次

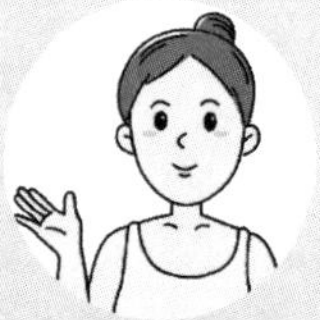

跟診筆記30篇

陳慕純醫師

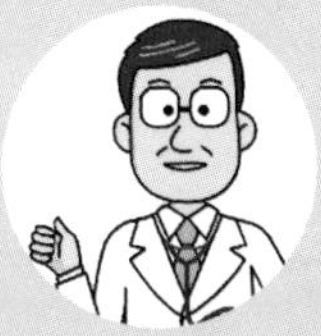

養生小語150則

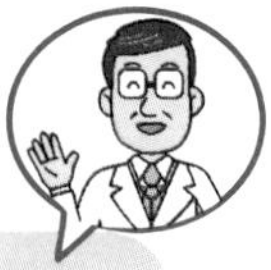

【作者序】活出健康快樂的自己

陳慕純醫師

行醫四十餘年，如果問我有哪句話要鼓勵我所有的病人，那就非這句話莫屬——「活出健康快樂的自己」。

健康快樂才是真正的身內之物，跟自己的健康快樂無關係的，都可以說是身外之物。但是相當多的人，在一生當中，競相追逐名位、財富、虛幻形式等，忘記將時間投注於自己的健康快樂。隨著醫療與衛生環境的改進，人們的壽命，已經從戰前的五十歲，延長到現今的八十歲。然而隨著壽命的延長，若是健康狀況與精神狀況不佳，反而折損活著的意義。

肌少症是最普遍的現象，現代人缺少充足的運動，肌肉在中年以後，逐年減少百分之一；到老年以後，更以百分之二的速度減少。當肌肉減少時，一方面呈現無力活動的狀態，拿重東西、搬動家具皆有困難；更甚者，連走路都有困難。隨著活動的困難，關節也接著出現退化變形的現象，當然新陳代謝問題也隨之而來。這說明了今天醫療院所人滿為患的原因。不但健康流失，快樂也在流失。隨著工商資訊社會步調的快速，人們的情緒容易處於緊繃的狀態，生活中不斷累積相當多的負面情緒，脾氣容易失控。再加上身體健康狀況不佳，活動能力減少，憂鬱症與失智症也跟著發生。

養生的道理其實很簡單，身體（身）的最高指令是健康，頭腦（心）的最高指令是快樂。健康的最關鍵因素是肌肉的彈性，快樂的最關鍵因素是頭腦的彈性，肌肉有彈性的指標是「會跳」，頭腦有彈性的指標是「會笑」。因此可以說「會跳又會笑」是健康快樂的鑑定因素。

隨著醫療科技的進步，相當多的人認為把健康快樂交給科技處理就可以了。當然現今醫療院所的設備相當先進，對於各種疾病的治療，包括開刀、檢查診斷，皆運用高科技的方式，藥物也有嶄新的發展，但是綜觀如此複雜的設備，都是著眼於疾病的治療，卻沒有帶給病人，如何實現真正健康之道。

筆者在診所對於病人的診療，已由早期藥物導向的治療，轉移到以病人整體健康快樂為出發點，讓病人對於健康快樂有充分的資訊。這十年來，也感謝瑜伽老師吳妍瑩的參與，她以外行人的身分到診所跟診，可以說是史無前例。

吳老師孜孜不倦地由人體解剖生理開始學習，對於病人主訴的各種症狀，透過我的解說，瞭解各種疾病的病理過程，並毫不懈怠地寫成筆記。再加上她對於瑜伽、太極拳、氣功、中醫等早已有深入涉獵，在這十年內，已經將疾病療癒與瑜伽緊密結合。尤其在二〇一七年跟我共同發表「內核心呼吸法」，深受社會大眾的肯定，特別是針對自律神經失調的病患，能夠有效盡早結束服用藥物。在跟診或是日常閒聊時，她且經常詢問我的人生觀念，最後細心地將這些語言，一筆一筆匯集成「養生小語」，放上網路發表頗受歡迎，因此，也收錄在這本跟診筆記中。

相信讀者閱讀本書，將獲得相當多關於健康快樂的觀念，期許大家一起把「活出健康快樂的自己」當成人生的座右銘。深深為盼。

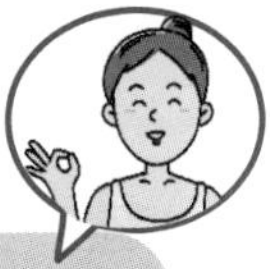

【作者序】醫學療癒瑜伽之路

吳妍瑩老師

完成「跟診筆記」與「陳慕純醫師養生小語」

我因為想要了解病人，希望研究用瑜伽的方法解決病人的問題，所以去陳醫師診所跟診。陳醫師認為只靠吃藥，並不是正確的治療方法，努力研發更好的治療效果。我從二〇一三年跟診至今，他非常耐心地指導我醫學知識，以及如何從跟診中觀察病情的蛛絲馬跡。陳醫師教我仔細認真地聽病人的口述、把脈、觀察病人是否會笑、有沒有表情、口齒表達是否清楚、走路穩不穩等。這間腦神經內科診所的病人主要是失眠、憂鬱症、恐慌症、失智症等，病人通常除了這些心理症狀，又伴隨有乾燥症、頭暈、心悸、癌症、自體免疫疾病……一家小診所除了外傷沒看以外，幾乎包辦了大醫院全部的病症。有感於許多大企業家千金難買好睡眠，陳醫師隨口說：「很多重要的東西是錢買不到的。」而某些無所事事的貴婦也睡不著，陳醫師則說：「沒事就會有事，頭腦必須接受挑戰，不斷學習。」就這樣我試著把他在日常生活的話語記錄下來，在網路上陸續發表「陳慕純醫師養生小語」大受歡迎，也收錄在這本書中，相信讀者看了能有所啟發且會心一笑。

內核心呼吸，活絡副交感神經改善微循環

陳醫師對醫療有一些獨到的看法。很多人擔心心臟衰竭或心肌梗塞，而陳醫師認為心臟只是調節心律，全身的肌肉才是真正的心臟，所以要鍛鍊肌肉有彈性才能減輕心臟負擔。血液流動是因為血管跟著肌肉共振，所以重要的血管都有相關的肌

肉包覆在一起。大家擔心的中風、高血壓，陳醫師認為必須改善微循環，才是真正的治療，並非一直吃降血壓的藥物，這樣反而導致微循環障礙。

門診有一位病人的健康檢查報告，患有「間質細胞瘤」，陳醫師跟我說：「微循環障礙引起的。」如何解決微循環問題？方法是我們的鎮店之寶——「內核心呼吸」。內核心呼吸可活絡副交感神經、改善微循環。「內核心呼吸是深度的腹部呼吸，也可以說是內臟呼吸。臨床上已經有很多成功的案例，可以說是呼吸療癒。我們推廣呼吸療癒，就好像古代道家的作法，古今方法多所雷同，但是現代更符合科學及醫學原理。」瑜伽中的軍荼利、道家的丹田，和我們研發的內核心呼吸有許多雷同之處。活佛黃英傑博士說，藏密不傳之密被我和陳醫師用醫學及解剖學破解出來了；這番話對我們有很大的鼓勵。

我一直鑽研內核心呼吸功法，它可以使內臟有力量，活化內臟肌筋膜，已經研究出鍛鍊的方法了，內核心呼吸療癒乃逐漸成熟。只有內核心呼吸才能調控身體最深的部位，深層肌肉、內臟肌筋膜、內臟器官、神經、脊椎。

開設師資班，推廣內核心呼吸

我目前教授診所的病人，練習內核心呼吸改善失眠、胃食道逆流、憂鬱症、暈眩等，都有很好的效果。希望更多的老師能加入這個醫學療癒瑜伽團隊，於是我和陳醫師開設了「一日速成班附設師資班課程」，陳醫師講授醫學原理，我帶領大家練習內核心呼吸功法。目前已有一百多位學員拿到「內核心呼吸教師證書」。今年預計能開設進階課程，發表內核心呼吸的內臟功法，活化內臟肌筋膜強化內臟器官。

整個宇宙是一個整體，每一個人都有其特色及專長，如何善加發揮自己生命的專長來服務這個整體，使人類一直前進，考驗著每一個人，我經常告訴這些高齡學生，鼓勵大家認真練習內核心呼吸法，再過二十年，大家一百歲了仍維持年輕健康，其他人就會好奇這些人到底為何可以健康長壽，這就是我們一起努力的貢獻。未來希望更多人加入我們的行列，願夢想成真。

跟診筆記

1

陳醫師沒再開藥給她，
甚至將她帶來的一大包藥減劑量，
並加上「內核心呼吸」這帖神奇的藥方！

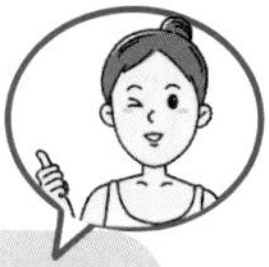

內核心呼吸

來到陳慕純醫師診所，跟在他旁邊聽診，一直是令我好奇且興奮的事情。坐在陳慕純醫師旁邊，看著各式各樣年齡、狀況、情緒的病人進來，聽著醫生與病人間的對話內容，陳醫師會解釋他的特殊處方，使我在學習上收穫良多，非常感恩有此學習機會！

陳慕純醫師的診所主要治療睡眠障礙，台灣目前有六百萬以上的人有睡眠障礙的問題，有些人甚至一天必須吃四顆安眠藥才能入睡。陳醫師診所的藥方很特別：有兩張聽了令人放鬆的大自然音樂CD，用以調節腦波，一張是海浪的聲音，一張是河流的聲音；拉筋伸展三十招，強調身體必須做瑜伽拉筋放鬆；練習內核心呼吸，讓身體藉由呼吸放鬆身心；並且建議病人喝養生茶飲，牛蒡、薄荷等。即使有開藥，也盡量用天然的藥物處方。陳醫師治療的目的在讓病人不依賴藥物，從用藥、減藥做到真正痊癒。

我記下一些診病的例子，與讀者分享。

【案例1】血壓高到180，做內核心呼吸馬上降到120

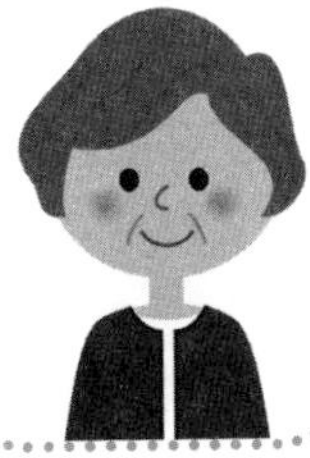

一位不到四十歲的婦女，由先生陪伴來看病，她一坐下來就愁容滿面，先生也

很擔心隨侍在側。病人帶來一大包大醫院開的藥給陳醫師看，說她的血壓這幾天持續偏高 170 ~ 180mmHg，而且還有失眠。

陳醫師看過這份藥後，說她的降血壓藥已經很強了，若還降不下血壓，不宜再加劑量，否則會形成惡性循環，愈用藥壓制，血壓反會愈高。然後陳醫師一手把脈、一手放在病人的腹部，教她內核心呼吸，但她做得不是很好，於是陳醫師說妍瑩你來教，接著換我接手教她練習內核心呼吸，慢慢地她愈做愈深入，其脈搏跟著也穩下來。約五分鐘後，我告訴陳醫師病人脈搏穩了，他接手一測，血壓只剩 120 mmHg，不吃藥馬上血壓就穩下來，讓這對夫妻鬆了一口氣。

陳醫師沒再開藥給她，甚至將她帶來的一大包藥減劑量，並加上內核心呼吸這帖神奇的藥方！

【案例2】 美容從業人員

後背長出脂肪瘤、腰痛

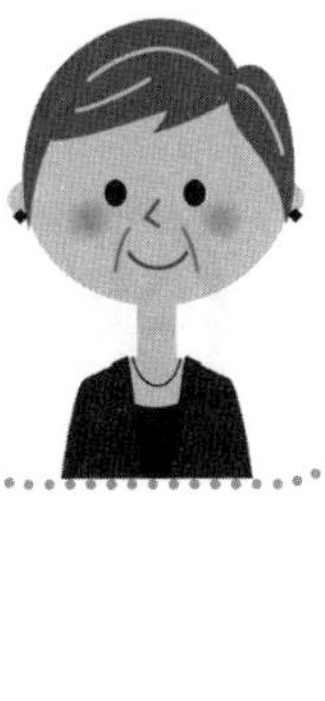

年約五十歲打扮美麗的女士，臉皮膚光滑沒有斑點，她主訴失眠。陳醫師叮嚀她做瑜伽拉筋，喝牛蒡加薄荷茶。這位病人眉頭皺在一起，陳述病情時好像有難言之隱。原來她背部長了一片脂肪瘤，而且腰會痛，經過推拿師推拿後，雖然脂肪瘤縮小，但是腰卻更痛了，她問陳醫師是不是瘤散開引起腰痛？

陳醫師看過病處後，很篤定地說：脂肪瘤和腰痛是兩回事！脂肪瘤要找一般外科門診判定，並且介紹了醫生給她。等病人離開後，我問陳醫師：為什麼腰背部會長脂肪瘤？他回答說，因為病人從事美容業，長期身體前傾幫人做臉，導致背部血液迴圈不好而缺氧，就形成了脂肪瘤。

哇，學到了一課！長期姿勢不良、身體沒有在正位狀態，肌肉筋膜拉扯，導致血液迴圈不良，甚至形成脂肪瘤。所以我最近非常注意自己姿勢的正位喔！

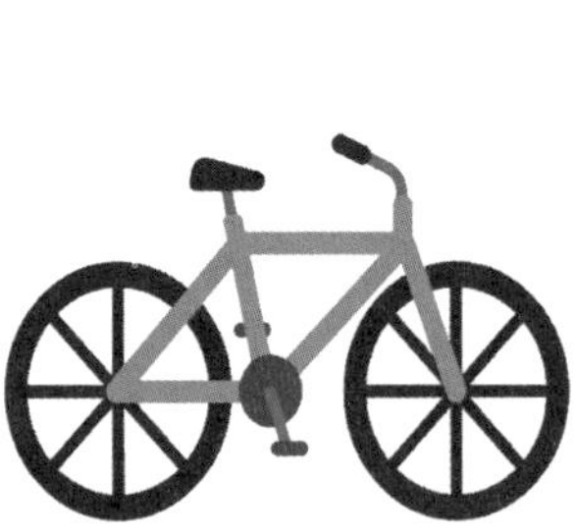

醫學健康常識

內核心呼吸能夠降低血壓，乃因為可以活化副交感神經、改善微循環：一方面降低舒張壓，一方面心臟收縮力跟心跳都可減少，從而降低收縮壓。

內核心呼吸是深度的腹部呼吸，一般的腹部呼吸，只用到腹部表層的肌肉，因此調整自律神經的效果較不理想。

陳慕純醫師與吳妍瑩老師研發深層的腹部呼吸，有相當成功的臨床效果，取名為「內核心呼吸」。

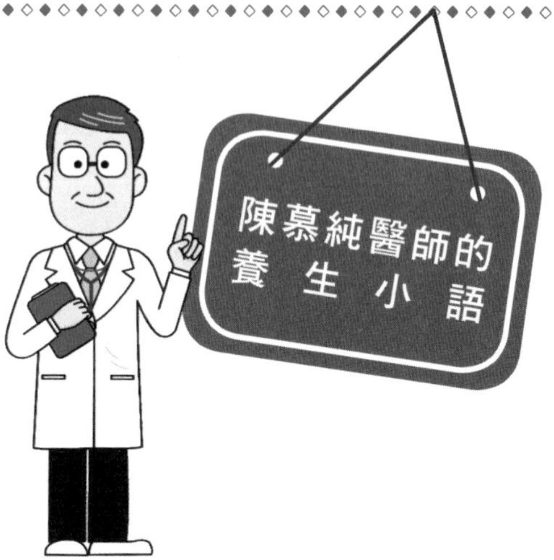

001 人生在世要不斷學習，接受挑戰，
學會活得健康快樂，
如此就具備人生的意義。

002 人生不要淪為遺傳物質 DNA（傳宗接代）的奴隸，
否則你會活得很辛苦，
人生要為大腦的智慧啟發而努力，
如此會讓你的人生充滿意義與喜悅。

003

不要到醫院找尋健康，
醫院是治療疾病的地方，
不是提供您增進健康的所在。

004

現代醫療是機械式的導向，
欠缺生命力，
無心靈療癒的功能，
也就是沒有建立療癒場（Healing Field）。

005

我們要自強不息，
不跟他人爭，與人為善，
挑戰自己，不必挑戰他人，
反省自己，不必反省他人。

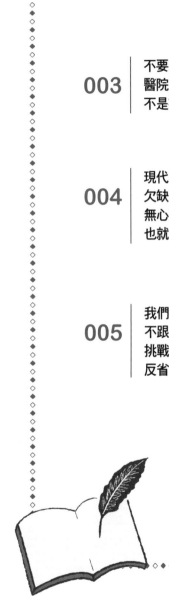

跟診筆記

2

幾乎所有的疾病都和自律神經失調有關，
所以來診所的病人一律建議
要學內核心呼吸。

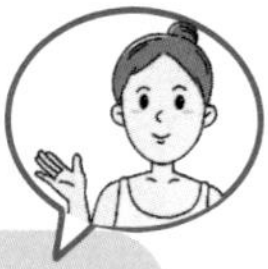

內核心呼吸可調節自律神經

五十歲左右的太太，看起來很瘦弱，外表樸素沒化妝，眼神飄移，似乎有點沒信心的樣子。主訴症狀：長期失眠、有時吞嚥困難、呼吸困難、血壓低、習慣性腹瀉等。

陳慕純醫師開給她低劑量的自律神經調節藥，以及他的自然療癒祕方：無法吞嚥及呼吸困難必須調節自律神經，所以要練習內核心呼吸，病人並不會做內核心呼吸；而低血壓的問題，可喝薑茶、適度運動。這位病人說早上、下午都會花半小時走路散步，陳醫師則說必須做瑜伽，拉筋最重要；拉筋能讓身體的周圍神經放鬆，使身體沒有潛存的張力、壓力。習慣性腹瀉是因為容易緊張，拉筋幫助身心放鬆，並可服用中藥陳皮、對治腸胃潰瘍，服用中藥酸棗仁可安神。養生茶飲，喝薑茶加薄荷。聽放鬆的音樂ＣＤ。

當病人離開後，陳醫師和我分享：如果病人主動積極、認知正確、願意學習及接受這些生活上的改變，就可以知道這個病人的病，能夠好到什麼程度。如果一味依賴吃藥，缺乏正確的生活態度，病就很難好。

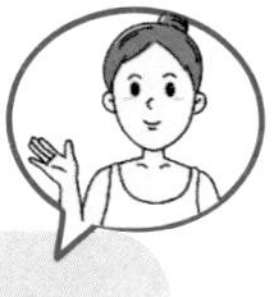

如何教病人內核心呼吸

在診所教病人腹式呼吸，和在瑜伽教室教一般人是完全不同的狀況。病人幾乎沒有人會做腹式呼吸，很不容易教會。我的體驗是他們的肚子都無力，所以腹部無法擴張、收縮讓能量進出通透，以瑜伽的觀點來說就是收縮氣不足，延伸來看就是必須練根鎖、臍鎖，再實際就是必須練提肛身印、尿道上吸身印及腹肌的鍛鍊。有這些練習讓身體素質提升後，再來練腹式呼吸就容易多了。

一對一練習時，要求病人手掌心放在下腹部，可加深對腹部肌肉的感覺及控制能力：吐氣時，肚子盡量收縮；吸氣時，腹部盡力推手掌上來。吐氣時提升內收的空間，利用收縮氣帶動伸展氣，利用吐氣收縮，來帶動吸氣擴張。用這種方法很容易成功。如果只要他們練習吸氣吸到腹部時，他們幾乎做不到，加強吐氣內縮就容易了。尤其練習內核心呼吸，更需要加強吐氣，吐氣愈深效果愈好。

我目前看過數千位的病人，每百位大概只有一、二位會腹式呼吸。病人大多用胸式呼吸，肚子無力，吸氣聳肩、吐氣身體鬆垮，這些人都有自律神經失調的問題，容易緊張、焦慮、失眠……而幾乎所有的疾病都和自律神經失調有關。

所以來診所的病人，陳慕純醫師一律建議要學內核心呼吸。

醫學
健康常識

內核心呼吸主要包括下列四個肌肉群，它們的訓練，主要是透過呼吸，尤其是深度吐氣。由於內核心肌群包圍著內臟，因此內核心呼吸又稱為內臟呼吸。

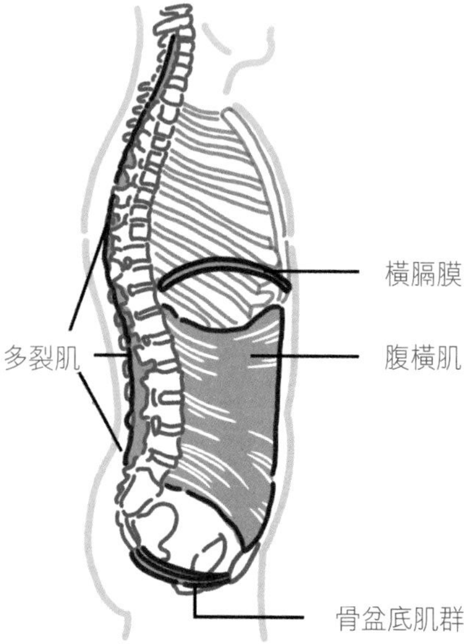

內核心

內核心肌的解剖位置，包括四個肌群，只有經由深度吐氣才能訓練內核心肌力。

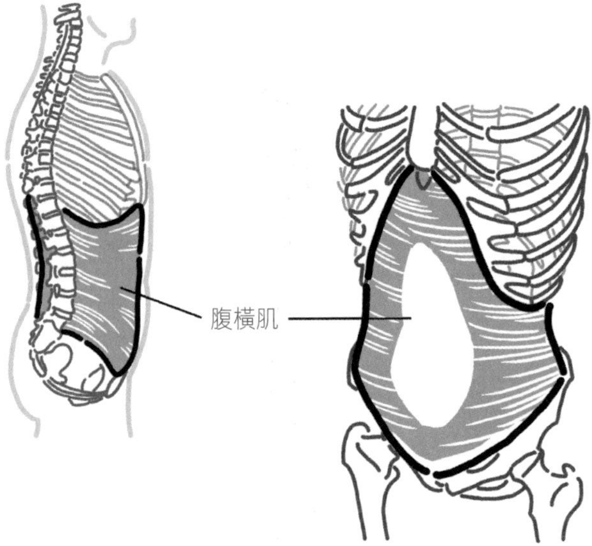

內核心肌一：腹橫肌

1 橫向束帶，天然束腰。
2 減少椎間盤壓力。
3 使腹壁筋膜有彈性。
4 腹橫肌與多裂肌一同收縮。

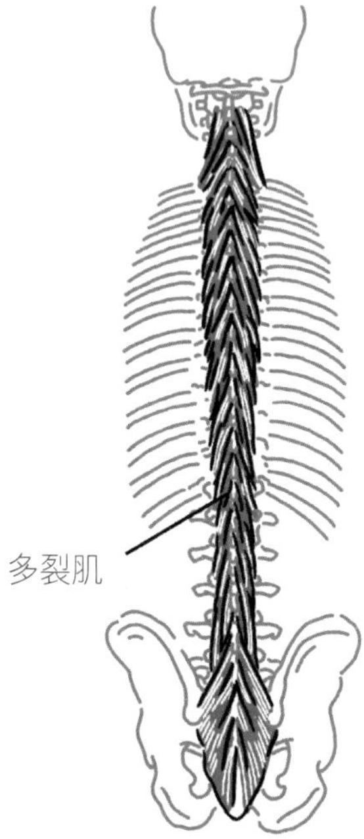

內核心肌二：多裂肌

1 在脊椎深處，可安定脊椎骨，身體時時需要它來維持穩定。
2 和腹橫肌一同收縮。
3 內核心氣透過多裂肌往上傳到頭部，影響腦部副交感神經中心。

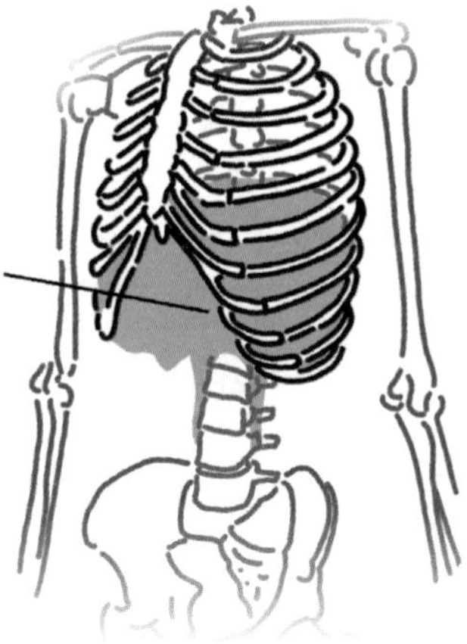

內核心肌三：橫膈膜

1 使橫膈膜活動就可帶動全部內臟運動。
2 消除內臟脂肪。
3 內臟排毒。
4 內臟機能提升。
5 增加呼吸效率。

內核心肌四：骨盆底肌群

1 活動骨盆底肌群就可活絡薦椎區域的副交感神經中心。
2 預防內臟下垂、漏尿、疝氣。
3 提升生命能。

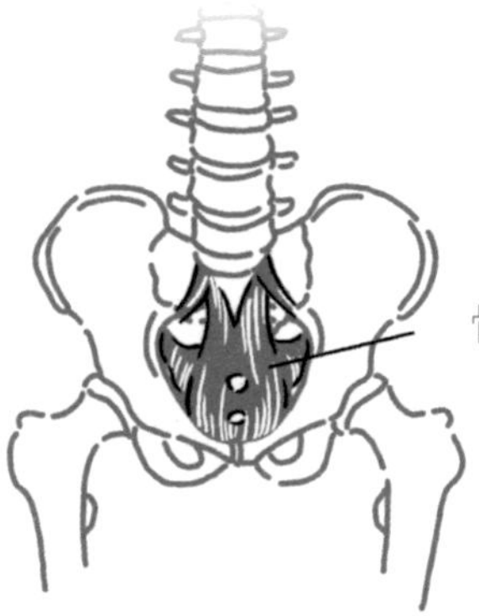

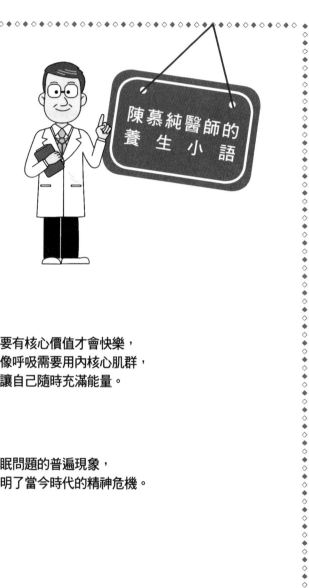

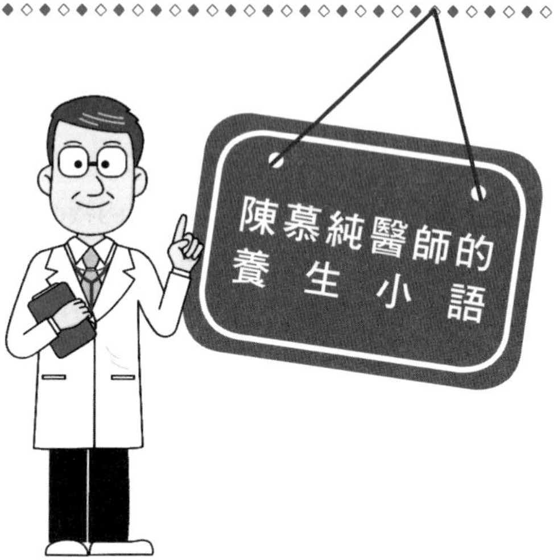

006 | 人要有核心價值才會快樂，
就像呼吸需要用內核心肌群，
能讓自己隨時充滿能量。

007 | 失眠問題的普遍現象，
說明了當今時代的精神危機。

008 這個時代的問題就是，
自律神經失調的問題。

009 Q：請問陳醫師您有沒有宗教信仰？
A：我信仰的神是宇宙的包容及和諧，
沒有宗教形式及任何的對立和排斥。
對於神最好的描述是「存在本身的奧妙」。

010 在這個快速變化的時代裡，
計畫趕不上變化，人生走一步算一步，
做對的事情就是了！
開放視野，不斷學習是最好的策略。

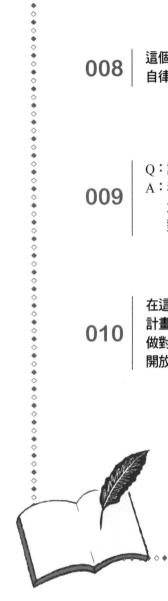

跟診筆記

3

內核心呼吸幫助腸道蠕動，
改善心跳過快、胃食道逆流、高血壓、
失眠等多種問題。

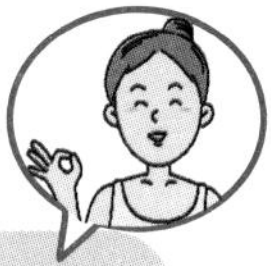

內核心呼吸的生理功效

診間進來一位四十來歲的太太，一開口就向陳慕純醫師要求開促進腦部迴圈的藥，她覺得自己老是頭暈、脖子緊，頭的轉動並不順暢，後腦整個緊張、脹痛，睡覺一醒過來就翻來覆去，再也睡不著。最近皮膚癢，有蕁麻疹症狀。且容易腳抽筋，腳麻。

陳慕純醫師說：「促進腦部迴圈最好的藥就是運動。」牛蒡養生茶飲可增加肝臟排毒功能，對改善蕁麻疹有幫助；當翻來覆去睡不著時，做內核心呼吸，讓呼吸氣息和腹部起伏融合，慢慢地就會再度入睡。其他要做頭部的按摩，腳的拉筋伸展，以及保暖。

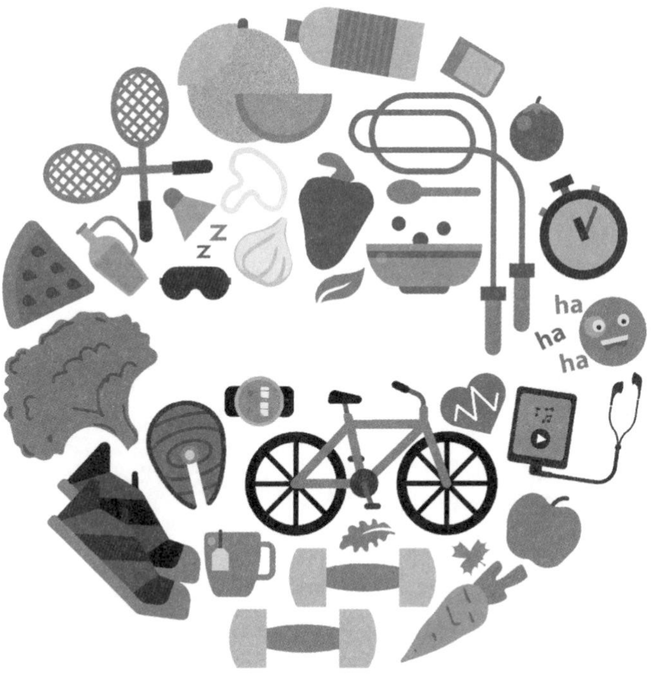

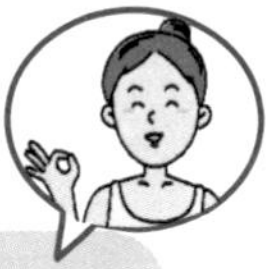

內核心呼吸解密

內核心呼吸是每個自律神經失調病人的必須處方，我問陳醫師：「為什麼每個人都要練習內核心呼吸，是因為要他們放鬆嗎？」

陳醫師表示，其實內核心呼吸有一個鮮為人知的身體機能，他繪了一張圖跟我講解：當進行內核心呼吸時，心臟下腔靜脈血液的回流量減少，心臟壓力馬上減低；心臟減壓放鬆後，血管壁壓力馬上降低，所以血壓跟著下降，啟動使人放鬆的副交感神經，調節病人自律神經失調的問題，現在的睡眠障礙幾乎都是自律神經失調所引起，如此一來就能把失眠問題解決了。內核心呼吸也可以幫助腸道蠕動，對便祕很有幫助。

內核心呼吸可以改善因為自律神經失調引起的心臟跳動過快、胃食道逆流、高血壓、失眠等多種文明病況。

而我們常看到肥胖的人，肚子很大、腹肌無力，都使用胸部呼吸，普遍呈現自律神經失調的現象，所以外表看起來胖胖的、臉紅紅的，有自律神經失調、高血壓、胃食道逆流症狀等。

當今醫藥機構不斷開發強力的安眠藥，用以對治日益嚴重的失眠問題，病人的自律神經並沒有被調整；其實大多數的失眠都是肇因自律神經失調，讓自律神經平衡，失眠問題自然就解決了！

醫學健康常識

內核心是身體力量的源頭，內核心的鍛鍊讓身體能量歸於中心，使身體重心穩定。尤其以吐氣為主，深度吐氣能夠使身體能量中心集中。

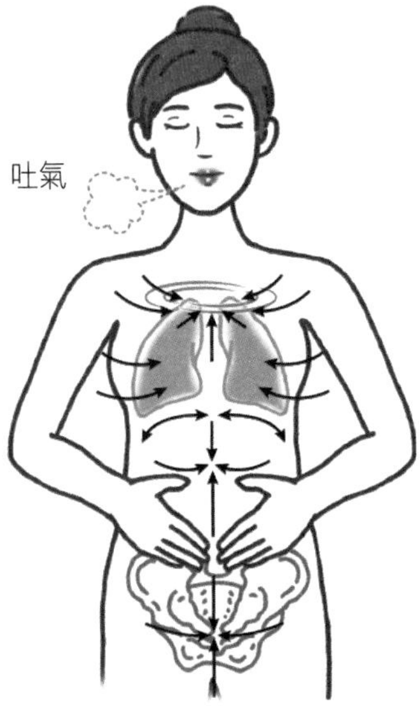

「內核心呼吸」為何強調「深入吐氣」：

1 傳統的腹式呼吸只使用外層腹部肌肉，而內層腹部肌肉卻呈現呆滯狀態。內層腹部肌肉稱為內核心肌群，使用內核心肌群才能有效地活化副交感神經，改善自律神經失調症狀，並同時增進微循環、改善細胞缺氧狀態、活化內臟機能等。

2 年紀大內臟就會無力下垂，甚至失禁、脫肛。內核心呼吸加強吐氣，訓練收縮氣，收縮氣可以使內臟有力量並將之上提，改善下垂無力現象。

3 講話馬上有力量。內核心是身體的引擎，就像有元氣。

4 收縮產生身體的重心，使身體不易跌倒，就像安裝 101 大樓的阻尼器一般。

5 走路時，腳就容易提得高，使走路輕巧沒有聲音。走路提腿其實主要是內核心的力量。

6 內核心收縮可帶動脊椎延伸。收縮才會帶來延伸，如果肚子凸出去，脊椎就垮下來了。

7 使橫膈膜更有效上下移動。就像一杯水，倒光再裝水才裝得多，所以換氣量反而多。

8 瑜伽生命能控制中的收束法（Bandha），即是會陰往上收以及肚臍往內收，可互相印證。

9 道家聚氣結丹也是相同的狀況。

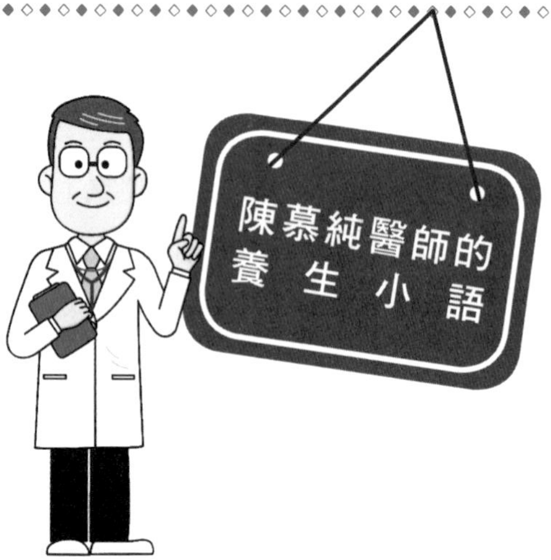

011 利用內核心呼吸讓呼吸專注，
並帶動身體意象融入大宇宙的空間，
可以減少疼痛，比止痛藥還有效，
但是平時就要練習，臨時會來不及。

012 利用飲食才能真正讓身體轉正常，不是藥物。
這也是我們研發的方向，
因為人體細胞是食物建構成的，不是藥物。

013

人生只有不斷正轉，不可能停留，
認為目前這樣就好了，
只停在一個點上，是不可能的，
可能會反轉，人生是動態的。

014

學會正轉情緒，
馬上放下負面情緒就能正轉，
放下不是放棄，
而是開放空間轉正情緒。

015

正轉情緒要在當下，
自己馬上高歌一曲、或舞動身體，
或大喊「哈」，
把壞情緒排出去。

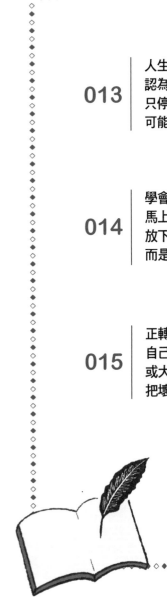

跟診筆記

4

老年人也必須一直接受挑戰，保持好奇心。

想像力的訓練，是預防失智的最佳方法。

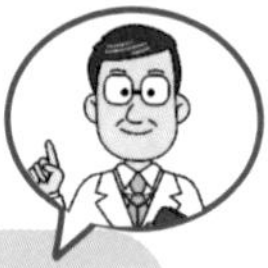

失智症

八十多歲的老婆婆自己一個人住在台灣，兒女都在國外，她由外勞陪伴來看病。主訴失眠、記憶力衰退、手腳身體末梢疼痛、頭疼、肩頸痠痛等問題。陳醫師請她站起來，在診間來回走一走，她步履緩慢也有些站不穩的現象。

陳醫師建議婆婆，要她練習內核心呼吸、拉筋伸展，常到戶外走走動一動，並與人多交往。

病患離開診間後，陳醫師告訴我：這位病人已經出現失智的現象，聽她敘述病情時反覆不定，我給她的建議她也無法瞭解，行動遲緩，這些都是失智的症狀。

現在社會失智症愈來愈多的原因

＊含鋁的食物（或其他重金屬）

＊患中風症

＊患憂鬱症

＊患失眠症

含鋁的食物

我們要盡量避免含鋁的食物，否則長期累積下來在老年時候很容易造成失智，因為鋁（和其他重金屬）會使腦中的蛋白質異化，導致腦細胞退化，而引起失智及帕金森氏症。那什麼東西裡面含鋁呢？

＊**胃藥**：胃藥中的制酸劑含鋁鹽。很多人經常服用止痛藥，因為止痛藥傷胃，所以醫師就會再開胃藥（含制酸劑），但制酸劑傷腦，易引起失智。

＊**鋁箔包飲料**：內層有鋁。

＊**鋁罐裝飲料**：罐裝飲料有分鐵罐及鋁罐兩種，鋁罐較薄。

＊**燒烤用的鋁箔紙**。

＊**農藥含有重金屬**。

＊**蛋糕發泡劑**、**冬粉等**。

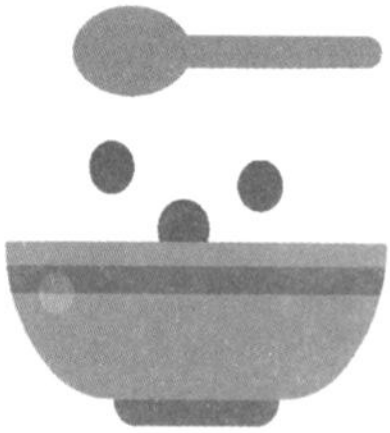

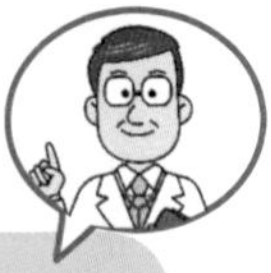

開發快樂腦預防失智

失智症只靠吃藥，對治療記憶力是沒有效果的。以失智的問題而言，是預防勝於治療。我們的頭腦是追求快樂的，快樂是一種內在的感受，要靠自己，不是往外求。

開發想像力可以提升記憶力，而且會讓頭腦有創意，活化腦細胞突觸，在有想像力基礎下的記憶力才會長久，所以孩子的教育要開發想像力，只一味強調背誦及記憶，會掐死想像力，使腦細胞僵化。

一般的教育就像在木板上釘釘子，填充式的教育知識是僵化的。若是活的教育就像石頭掉入湖水中，湖面上起了一陣陣漣漪的波，這些波就是想像力、創造力，富含感情的情境及快樂的幽默感。以如此的方式生活，大腦才會快樂。

聰明的老年人

王永慶先生九十歲時還未退休，在生活中持續接受挑戰，頭腦保持清晰敏銳。愛因斯坦擁有豐富的想像力，提出相對論，他在上世紀也是高壽。愛迪生在老年時才發明電燈。達爾文的進化論，同樣是富含想像力的知識。

老年人也必須一直接受挑戰，保持好奇心，開發想像力。有想像力作連結的知識就是創意，可以開發創造力，如此頭腦就會快樂，老年人要適度地脱離固定的思考框架，吃不一樣的食物、走不同的路線、學習新的知識，突破僵化的記憶及思考事情的模式，就不會失智。總結來説預防失智有五個重點：

①注意飲食，避開含鋁的食物汙染。
②想像力的訓練，是預防失智最佳的方法。
③適度運動使腦部循環變好，讓腦細胞不缺氧。
④睡好，可以清洗腦細胞毒素。
⑤活到老、動到老、學到老。

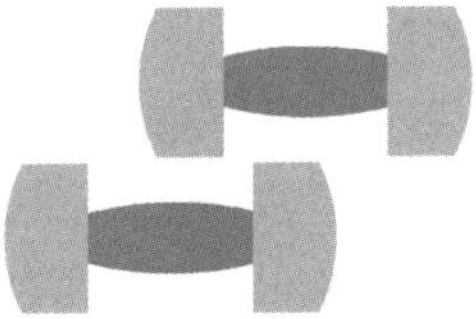

醫學健康常識

失智程度症狀

1 輕度失智

- 日常會話大概可理解，但內容不完全
- 記憶衰退程度需要進行生活指導

2 中度失智

- 勉強進行簡單的日常會話
- 在陌生環境一時的定向感混亂
- 經常需要幫助，例如金錢管理、服藥管理

3 高度失智

- 簡單日常會話困難
- 在熟悉的環境內定向感混亂，甚至剛吃過飯也忘記
- 經常需要幫助

4 嚴重高度失智

- 忘記自己名字
- 忘記剛發生的事
- 不知自己房間在哪裡
- 不認得自己親人

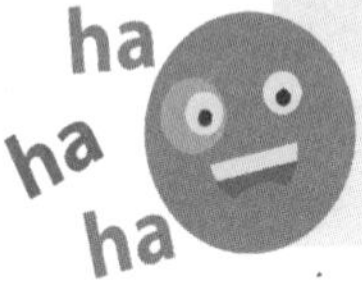

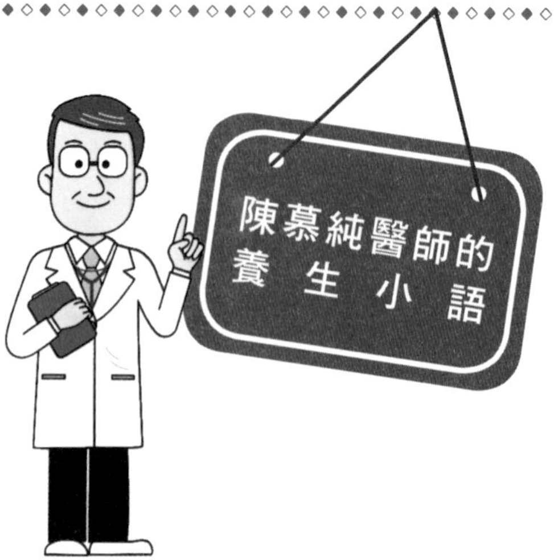

016 健康快樂是最好的朋友，
讓它們隨時陪伴著你。

017 現代每 3 個人就有 1 個得癌症，
每 3 個人就有 1 個自律神經失調，
每 3 個人就有 1 個失眠……
所以現在這個時代防癌、調整自律神經、睡好，
是人人必備的普通常識。

018 有沉思及創意才是閱讀的價值與樂趣，
可惜的是，大多數的現代人已經失去這種能力。

019 有熱忱的人，會不斷學習，學無止境，
學習發生在隨時隨地。

020 能動要動，能唱要唱，
能跳要跳，能笑要笑，
我希望病人找我唱歌跳舞，
不要找我看病吃藥。

跟診筆記

5

陳醫師認為所謂的老化現象，
主要是新陳代謝的速率變慢，
必須多做肌肉伸展，提高體溫。

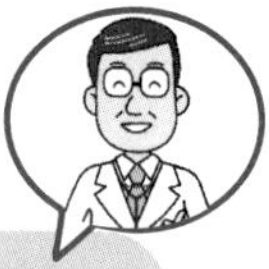

老化是什麼？

在診所跟診時，病人經常會無奈地提及自己是因為老化的問題，產生關節炎而膝蓋痠痛、血管硬化而且動脈部分阻塞、腦神經衰弱記憶力不佳、手腳麻甚至疼痛……不少醫師也會向病人提醒這是老化的問題，把很多症狀都歸因於老化。

四十多歲也因老化、七十多歲也因老化而產生身體的不適症狀……聽了真令人無奈，我們難道只能消極地接受這一切嗎？人是活的生命體，並不能只用機器老舊的觀點來看待身體，那該怎麼做呢？

所謂老化到底是什麼現象？有人認為是身體的再生能力變差，所以呈現老化的現象，這樣的看法正確嗎？

陳醫師認為所謂的老化現象，主要為新陳代謝的速率變慢，當新陳代謝的速率變慢時，毒物也較易累積在身體器官，導致器官的衰弱，同時毒物的累積也會影響器官的再生能力。身體的再生能力來自幹細胞，因為幹細胞累積毒素，所以再生能力會變差，甚至當幹細胞毒素累積到相當程度後，會造成癌化，這也說明老化的人得到癌症的機會較高。

從老人的動作較慢、飲食量較少、體溫較低，就可以看出其新陳代謝速率變慢。至於如何提高代謝速率、減少老化現象呢？最好的方法由提高基礎體溫開始，飲食方面，利用薑可以提高體溫與代謝速率，例如飲用薑牛蒡茶等。

但是只利用薑是不夠的，最根本的方法是多做肌肉伸展，並增加肌肉量。為什麼呢？

因為人超過三十歲以後，肌肉量逐年減少1％，也就是到六十歲時，肌肉量約減少30％。肌肉量減少，一方面活動力減少，動作變慢，一方面肌肉又是維持體溫的重要來源（肌肉會利用能量ATP產生熱），肌肉量減少，體溫自然降低，由於體溫降低，體內酵素活性的生理功效也就下降。也因此產生新陳代謝問題，而引起老化現象，所以有老化問題的人不一定是老人喔！在此強調，有些老人可並不老！

對於中年以上的人們，要訓練肌肉最好是由伸展開始，先解除肌肉的僵硬，增進身體的靈活度，伸展運動隨時隨地可做，不受天候地理所限制，是相當方便防止老化最有效的方法。

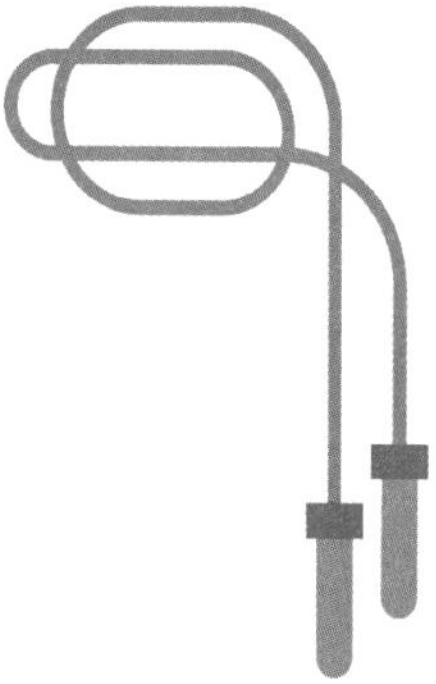

醫學健康常識

老化的機制——氧化與醣化

隨著生物化學的進展，我們更能由細胞分子化學反應，了解老化的機制。

當葡萄糖與氧氣結合，會產生水、二氧化碳以及能量（ATP），在這個過程中，會有對正常生理不良影響的反應，是因為氧氣而產生的「氧化」，與因為葡萄糖而產生的「醣化」。

氧化是氧分子與細胞分子結合，以致影響細胞分子的正常作用，我們可以簡單用「生鏽」來形容。把削皮的蘋果放著一段時間，其表皮會變成褐色，就是因為接觸氧氣導致氧化作用發生的關係，而相同的氧化現象也發生在不斷吸入氧氣的人體內。

另一方面，被認為嚴重性更勝於氧化的醣化，則可以想成是身體逐漸「燒焦」的狀態，把充滿糖分的鬆餅煎得金黃焦脆，看起來可口，其實是不好的現象，此即為醣化作用，在我們身體內也會有這種現象，也就是蛋白質或脂肪與葡萄糖結合所產生的變質異化現象。

蛋白質或脂肪一旦與葡萄糖結合，便會產生名為AGE（Advanced Glycation Endproduct；醣化產物）的壞物質。例如，皮膚的膠原蛋白變質會產生皺紋及斑點，而血管的蛋白質一旦變質，血管就會變得硬又脆，容易斷裂，即所謂的動脈硬化現象。

AGE的產生在體內會活化巨噬細胞，從而引起細胞發炎，長期累積AGE就會導致身體慢性發炎。這也就是各種文明病的主要原因。

糖尿病人接受血液「糖化血色素」（HbA1c）檢查，其實就是AGE的反應物質，亦即藉由測量葡萄糖與蛋白質或脂肪結合後的剩餘物質，可以了解其過去一到二個月的血糖值狀況。

所以陳醫師經常的口頭禪是：吐氣吐氣再吐氣，減糖減糖再減糖！

人體老化的產生機制

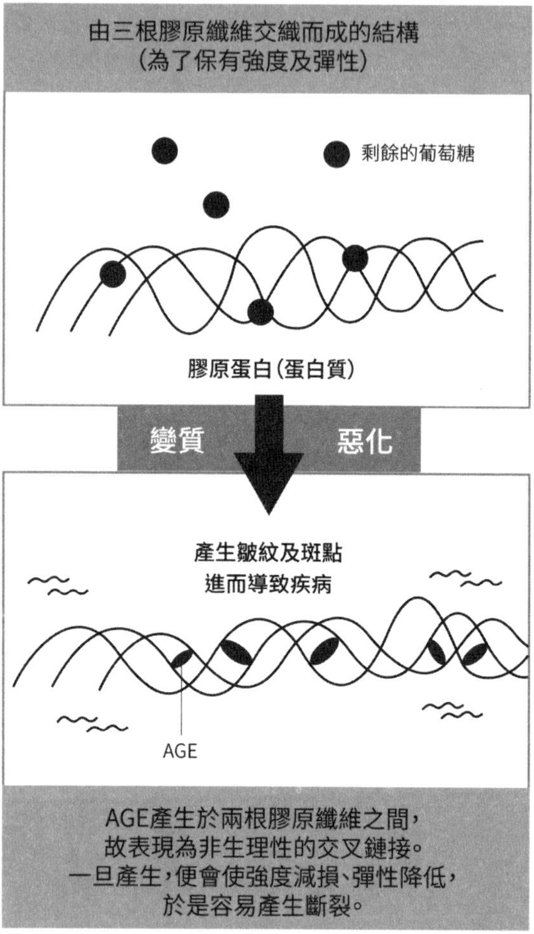
由三根膠原纖維交織而成的結構
（為了保有強度及彈性）
剩餘的葡萄糖
膠原蛋白（蛋白質）
變質
惡化
產生皺紋及斑點
進而導致疾病
AGE
AGE產生於兩根膠原纖維之間，
故表現為非生理性的交叉鏈接。
一旦產生，便會使強度減損、彈性降低，
於是容易產生斷裂。

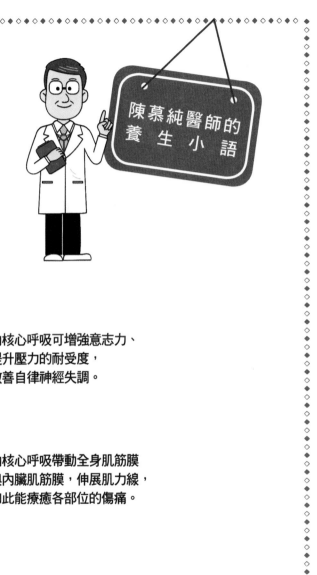

021 內核心呼吸可增強意志力、
提升壓力的耐受度，
改善自律神經失調。

022 內核心呼吸帶動全身肌筋膜
與內臟肌筋膜，伸展肌力線，
如此能療癒各部位的傷痛。

023
內核心呼吸
真正將瑜伽導入療癒。

024
內核心呼吸能夠減輕疼痛，
因為痛覺經過脊髓傳達指令，
而內核心呼吸能調整脊髓的律動。

025
內核心猶如太陽，
會帶給人們感受更充實的生命力。

跟診筆記

6

要讓眼睛玻璃體抗氧化，早餐後可喝蔬果昔。
陳醫師建議選擇糖分少的水果，
或加入兩三種青菜。

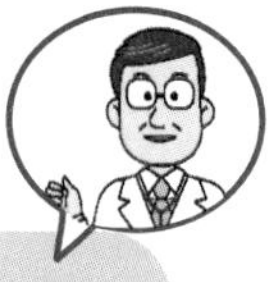

飛蚊症的原因及防止方法

今天在診所遇到不少病人都提及飛蚊症的困擾，我最近也經常有這種現象，這到底是什麼原因，我們要如何改善呢？

飛蚊症的現象，就是視線眼前有一絲絲黑色飄移物，時好時壞，有人經常固定會出現，有人則是偶而出現。

飛蚊症的產生原因：因為玻璃體混濁，讓視線在視網膜上的呈像產生異物感；水晶體是蛋白質因為氧化或醣化而變混濁，這也是白內障的原因。

如何改善飛蚊症呢？

要讓玻璃體抗氧化，早餐後可喝蔬果昔，及飲食中避免甜食。外出太陽大時要

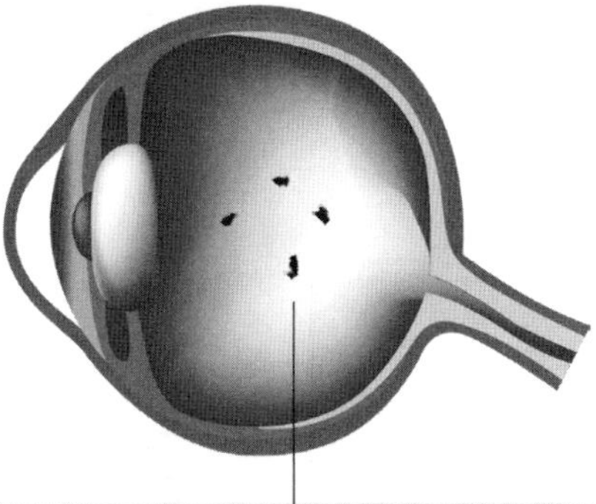

玻璃體退化、混濁，從黏稠的果凍狀變成水樣狀，
導致光透過玻璃體投射在視網膜時就會有黑點、陰影。

戴太陽眼鏡。

手機的強光也要小心，尤其不要在睡前關燈後還滑手機，或一睡醒才張眼就看手機。

蔬果昔（Smoothie）的作法

蘋果（一個）
奇異果（一個）
芹菜（少許）

檸檬（三分之一個）
水或牛蒡水（200cc）
以上材料打成蔬果昔。

打成蔬果昔的目的，一方面好吸收，一方面多樣化蔬果可以增加抗氧化力。由於現代農業品種改良的水果過甜，陳醫師建議選擇糖分少的水果，或是加入兩三種青菜。

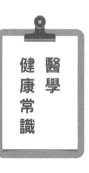

醫學健康常識

其實飛蚊症是諸多老化現象的一種，在中老年人身上，常常可以看到形形色色的各種老化現象。

器官系統	老化現象
神經	失智 健忘 反應變慢
內分泌、代謝	體溫低 肌少症 骨質疏鬆

免疫	免疫力降低 容易過敏 帶狀泡疹
眼	飛蚊症 白內障 老花
耳	耳鳴 暈眩
心血管	動脈硬化 狹心症 高血壓
消化	腸內壞菌增加 消化吸收不良
皮膚	彈性減少
牙齒	牙周病

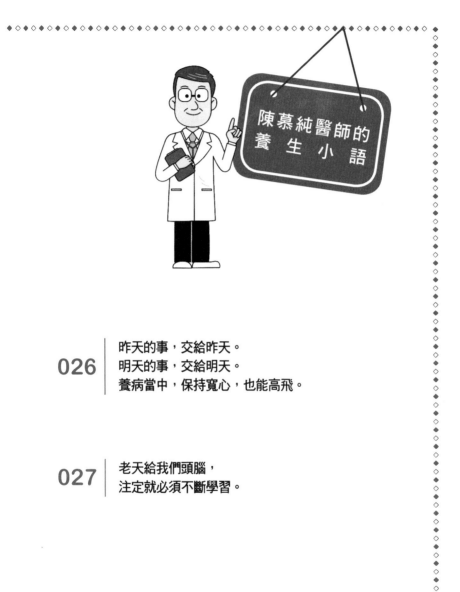

026 昨天的事，交給昨天。
明天的事，交給明天。
養病當中，保持寬心，也能高飛。

027 老天給我們頭腦，
注定就必須不斷學習。

028 不快樂的人，不可能教您快樂。
吃安眠藥的醫師，
不可能醫好您的睡眠障礙。

029 意識具有強大的療癒力量，
提高意識能量，
建立療癒場，是醫療的根本所在。

030 當人們的感情（愛）
變得狹隘的時候，
恐懼就會出來統治。

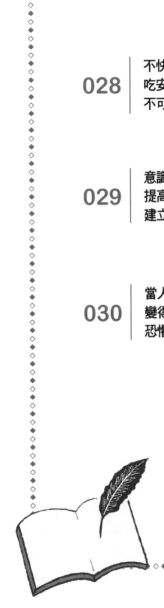

跟診筆記

7

醫生對癌症和憂鬱症的
判病用語要特別小心，
避免加速病情惡化！

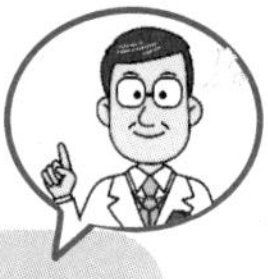

醫生的判病用語對病情有影響

我在跟診中經常見到病人憂心地問，「我的病會不會好？」陳醫師總一派輕鬆地回答，「一定會愈來愈好！加油！」病人隨即綻放了安心的笑容。

幾乎每個病人進診間都是步履沉重、愁眉苦臉的樣子，但離開診間時卻是輕鬆開心的。我直覺地認為，是他們看了陳慕純醫師以後，病情好了一大半。

陳醫師告訴我，尤其是癌症和憂鬱症的判病用語要特別小心，這很容易讓病情惡化喔！我想起了一句話，很多人不是病死的，而是被醫生嚇死的！（呵）

與癌症病人對談

病人都希望盡快得到正確的診斷，這當然是正確的態度，因為早日有正確的診斷，就早日有正確的治療。然而，在尋求正確判斷的過程中，仍有許多需要注意的事項。

首先要注意的是癌症。癌症對現代人的健康威脅高居第一位，幾乎人人聞癌色變，當醫師有了正確的癌症診斷時，千萬避免過度直接地跟病人說：「你得了癌症！」病人往往心理上無法承受如此的遭遇。尤其是癌症第四期，這對病人的打擊很大，病情反而更容易惡化。

醫生應該想辦法以較委婉的方式，告訴病人診斷的結果，以及治療對策。病人的情緒才會較平穩。

憂鬱症的判斷

第二項要注意的是憂鬱症的判斷。有些醫師對於有「憂鬱症傾向」的病人，直接告訴病人說：「你得了憂鬱症。」這樣反而會更加惡化病人的情緒，說不定病人會由有憂鬱症傾向深化為真正的憂鬱症。其他如恐慌症、躁鬱症、強迫性心理症等也有相同的狀況，醫生在給予病人診斷名稱時，要委婉告知其病情的程度，以及治療對策。

有些疾病的診斷，不見得會有完整正確的診斷，醫生只能告知其為「可能的診斷」，若要求「正確的診斷」相當不容易。尤其是心理疾病的判斷非常不容易，醫師很不容易判病。我曾經見過一位朋友，人早上還很開心地練瑜伽，生命充滿陽光及毅力，卻在下午看身心科時被醫生判定為恐慌症第四期，真的就變得非常恐慌，好像陷到黑洞裡。

其實心理疾病是很不容易判定的，一個人的情緒高低在幾分鐘之內起伏相當大，只需要幾分鐘，就可能從正常到重病；專業醫生如果一判定嚴重恐慌症，即使病人症狀可能是在疾病早期的情況，因這樣判定反而真的得恐慌症了。

醫生要盡量地將完整的資訊，委婉地告訴病人，當病人對自己病情有了充分的資訊，比較容易產生正向的態度，然後與主治醫師共同合作，對疾病採取正確的治療態度。

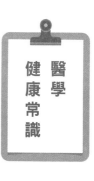

醫學健康常識

不少人在心情不好時，就說自己有憂鬱症，這種觀念是錯誤的。憂鬱症的症狀內容相當多樣：

憂鬱程度症狀

1 心情低落（抑鬱性思考）

精神不濟

無聊寂寞

自責

焦慮不安
無現實感

2意願降低（行為壓抑）

懶得做任何事情
動作緩慢
注意力降低
決斷力降低
工作能力下降
逃避人際關係
對社會漠不關心

3生命力下降（生理機能下降）

睡眠障礙
食慾不振、體重減輕
全身倦怠
口渴、味覺異常
目眩、頭昏、頭痛

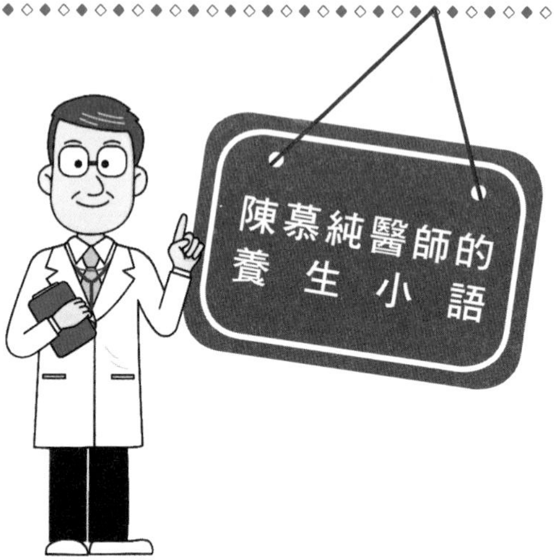

031 在健康的時候，就要學習讓自己
投入健康快樂的事情，
否則等到生病的時候，要學習就難了。

032 靜心（Meditation）的目的對腦科學而言，
是要持續不斷地打開焦距（Open Focus）。

033 「正面學習」，
是最好的享受。

034 打開視野（Open Focus），
學習讓眼睛習慣去看空間，
空間可以無限延伸，
腦中的思維就會靈活。

035 有和平就沒戰爭，
有喜悅就沒恐懼。

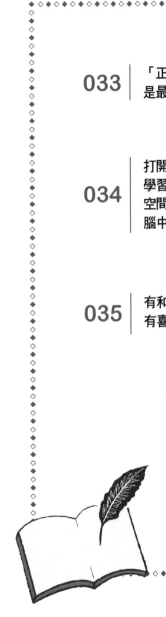

跟診筆記

8

我們經常看到病人吃了藥後
嗜睡且不想活動，所以血液循環不佳。
正確地活動身體才能找回健康。

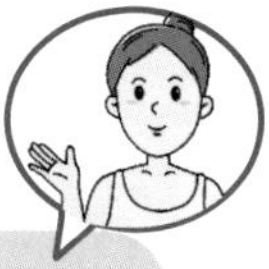

精神藥物的作用

我和陳醫師的太太李蘆鷺老師，下午一起幫助幾位重症病人，主要教他們內核心呼吸、動態及靜態的伸展。重症病人指的是已經長期在吃安眠藥，或憂鬱、焦慮、恐慌等藥，而且服用劑量偏高的病人。他們普遍面部表情少，眼神空洞，肢體的協調度也比較差，在經由內核心呼吸及伸展的訓練後，病人都有很好的效果，藥物的依賴逐漸減少，也有人已經不必吃藥而恢復身體的健康狀態了。

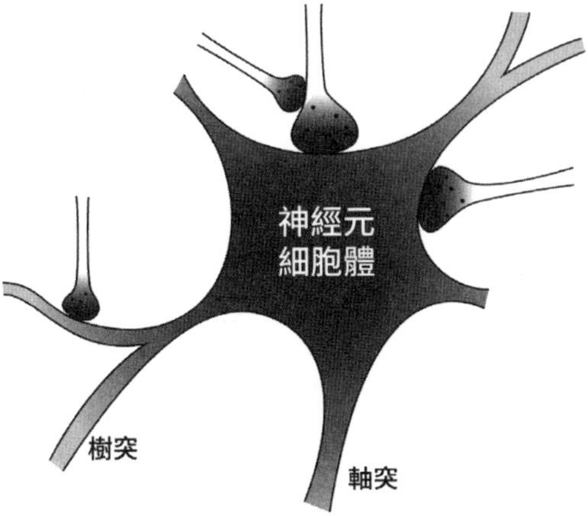

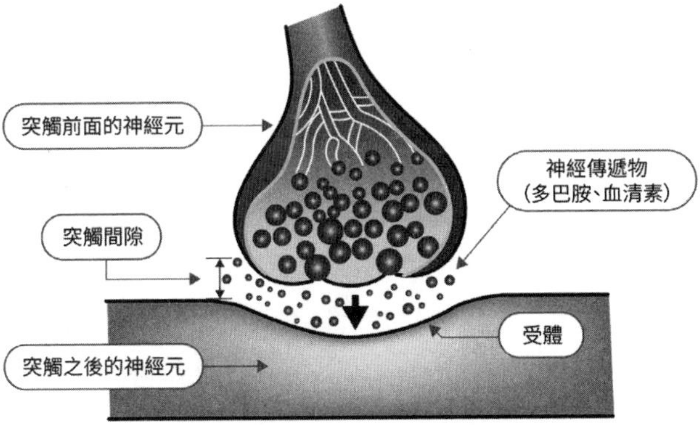

腦部傳遞神經訊號過程

軸突的尾端，以突觸連結其他的神經細胞。

上圖顯示的是腦神經元及突觸，人類的腦神經細胞數量約有一千億個，這些細長樹枝狀的腦細胞彼此之間又會形成上兆個稱為突觸（Synapse）的連結。

突觸的重要性，在於它們串聯起神經傳導的路徑，與其他腦細胞結合並相互聯絡，促使聯絡網的發達，於是開啟了資訊網路。腦細胞之間的連結在圖中很像放電的部分，就是神經傳導物質，多巴胺、血清素等。神經傳導物質也是大腦溝通的工具，對大腦的功能有很大的影響。

精神官能症的患者，有憂鬱症、躁鬱症、恐慌症、強迫症等，他們的大腦無法適量正常地分泌化學傳導物質，吃藥會影響化學傳導物質，但如此一來讓本來就無法正常製造或分泌神經傳遞物質的腦細胞，更懶得去製造及分泌，我們經常看到病人吃了藥以後會頭昏、嗜睡、不想活動。結果病情並沒有如期改善。

有個案例：一位三十二歲的清秀女生，她念某大學會計系，因為功課壓力太大而且對會計沒興趣，從大學時就吃恐慌症的藥，已經吃了十年。吃了藥會嗜睡且不想活動，所以身體血液循環不佳，因此她也得了暈眩症。好消息是她目前已朝正確地活動身體，努力改善自己的健康之中。

我們要讓腦細胞活躍，自己生成化學傳遞物質及讓腦細胞的突觸增加，必須適度活動身體，增加腦細胞的供氧及血液循環，並以積極的生活及學習新鮮的事物，讓腦部神經網路更健全，加上充足的休息及睡眠，讓腦部深層修復及再生機能運作。我們擔心病人如果缺乏正確的認知，照這樣情形繼續下去，腦細胞功能會愈來愈低落，日後患老人失智症的比例會愈來愈高。

生命是有機體，生命的內部有一個微妙的自我平衡作用，當生活中出現挫折，得必須用智慧去面對處理，並且適度運動及充足休息，讓腦中新的網路連結建立起來，如此就能化危機為轉機、化煩惱為菩提。

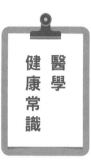

醫學健康常識

神經細胞的訊息溝通，是利用神經傳導物質（Neurotransmitter），茲列舉重要的傳導物質如下：

神經傳導物質	主要作用	
多巴胺	快感、陶醉感、專注力、創造性、攻擊性	興奮性

正腎上腺素	專注力、覺醒、積極性、攻擊性、不安	興奮性
乙醯膽鹼	學習、記憶、睡眠	興奮性
GABA	放鬆、抑制興奮	抑制性
血清素	維持快樂心情、幫助睡眠、抑制行動	抑制性

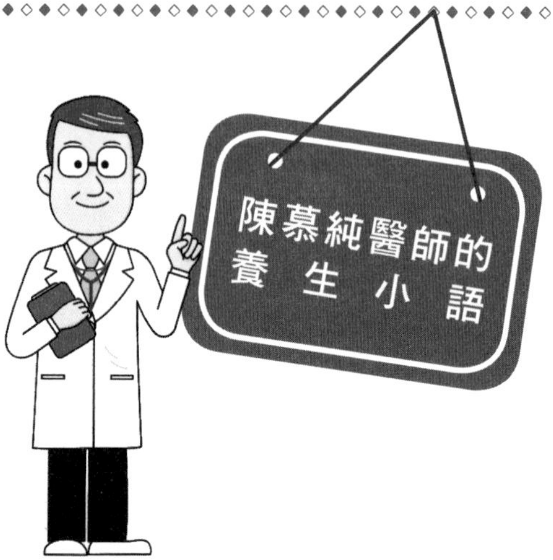

036

《心經》所說的就是，
意識提升，正面能量累積，
度一切危厄。

037

吾日三省吾身：
內核心呼吸乎、
自在喜悅乎、意識提升乎。

038 圓滿是不存在的，
因為一切皆在動態變化中。

039 人生在世的任務是提升自己的意識，
完全不必在乎他人的意識是否提升，
因為意識提升是要自主覺醒的，
不能假手他人。

040 萬事萬物的流動，有它自主的路徑，
對它有所期待時，不要強加干擾，
打開空間，讓其流動
更好調控就足夠了。

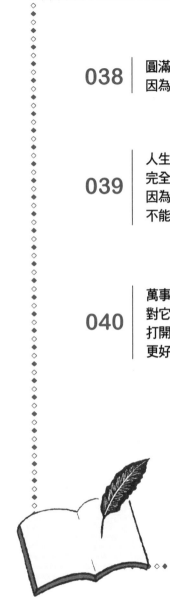

跟診筆記

9

陳醫師提出療癒空間的概念，
他的診間就充滿相當大療癒的能量，
提供病人學習健康之道。

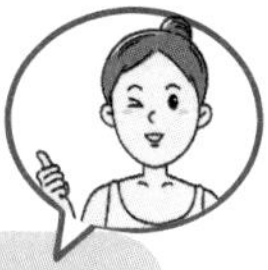

療癒場（Healing Field）

希望能讓病人早日痊癒，只靠給予藥物是不可能的，我們一方面要讓病人知道自己病症的來龍去脈，一方面也要提供病人正確、容易執行的對策。

對於當今文明世界的成人，約有三分之一深受睡眠障礙所困擾，陳醫師近年來已發表過許多免於過度使用藥物的對策，其中兩個重點：

（**1**）**伸展**（Stretching）：可訓練肌肉的彈性，免於僵硬，肌肉有彈性就能使身體容易放鬆。

（**2**）**內核心呼吸**：內核心呼吸能啟動副交感神經，使人心平氣和，如此就容易入睡。

練習伸展及內核心呼吸即能改善睡眠、減少藥物使用，或者從事其他健康的運動，這些皆可以視為療癒（Healing）的重要因素。療癒的觀念非常重要，在現代忙碌的醫療系統裡，往往被忽略。而且由於現代人的忙碌，期待用藥物對抗症狀，盡早讓病症減緩，但是效果卻不理想。

歐美有所謂的園藝治療（Horticulture Therapy），我們的衛生當局建議盡量不要用「治療」兩個字，但是在歐美卻非常盛行。當病人參與各種園藝活動後，身心獲得舒緩，症狀也會獲得改善，或許我們可稱為園藝療癒（Horticulture Healing）。甚至歐洲更進一步發現，將精神病患關在病房，對於改善病情有限，若讓病患有園藝空間去活動，病情恢復得更快。

陳醫師提出療癒空間（Healing Space）的概念，包括園藝療癒、大自然空間、氣功、瑜伽、皮拉提斯及各種靜心，皆屬於療癒空間。現代文明醫院，可考慮增添療癒空間，亦即所謂的療癒場（Healing Field）。

人們的互動會產生場（Field）。醫療人員執行醫療專業工作，希望讓病患早日康復，在與病患的互動過程之中，也會產生場，稱之為療癒場。

正面能量愈強愈有療癒的功能，包括醫療人員的態度（動作、說話、用心）。如果醫療人員粗心大意，毫不用心，患者很容易感受得到，那麼療癒效果必大打折扣。

狹義的療癒場指在醫療機構，醫護人員所進行醫療工作的場所。廣義的療癒場則幾乎無所不在，包括：

1 園藝（Horticulture）：花園、公園、農事

2 野外（Wilderness）：森林、草原、星空、叢林鳥獸、登山、划船

3 體適能（Fitness）：瑜伽、氣功、武術、舞蹈

4 藝術（Art）：繪畫、雕刻、音樂、戲劇

5靜心（Meditation）：法會、祈禱、禮拜

6遊戲（Play）：趣味遊戲

打造正面的療癒場是人人都要學習的，尤其身為醫護人員，更應培育正面能量，切忌冷漠無情、無趣、懶散、怠惰、惡言等。

正面能量的培養，可以想像成手握方向盤，右轉（順時針）為正面，左轉（逆時針）為負面。當你有負面思考或負面情緒時，立刻轉向正面，這要不斷調整、不斷學習，自然而然就會建立強大的正面療癒場。

陳醫師的診間就有相當大療癒的能量，陳醫師給病人溫暖的鼓勵及痊癒的信心，每一位愁眉苦臉進來的病人，都輕鬆開心地離開，感覺病都好了一大半。因為陳醫師的正面能量，馬上可以將病人的負面轉為正面，所以病情隨之變好。療癒場真的很重要。

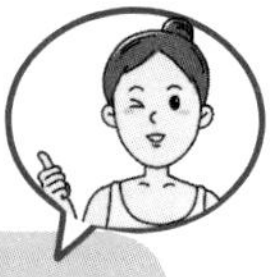

學習型療癒場的建立

跟診過程中，我發現陳醫師從來不生氣。請教陳醫師祕訣，他說只要專注於聆聽病人的敍述，了解病人的病情，如此專注的能量，就不可能浪費在生氣的負面情緒。

陳醫師常說，醫師與病患的互動交流，是一個學習的過程，若是沒有透過「學習」，而只是開藥物的話，則對病人的幫助相當有限。醫師需要將必要的資訊告訴病患，但病患也要「用心學習」，讓醫師正確幫助你解決問題。

大多數的病患將問題丟給醫師，就好像學生不讀書，把問題丟給老師，片面要求老師「盡量教好」；其實重點在於「學習」，學生唯有透過學習才能成長，病患唯有透過學習，才能改變，只有依賴藥物是無法改善身體健康的。

陳醫師強調，他的醫療重點在於，提供病人學習的管道，譬如養生茶、蔬果汁、療癒飲食、伸展、內核心呼吸、情緒管理、療癒意象等。用心學習的病患，很快就能抓到重點，因此也很快痊癒。

為了提供病患學習的管道，陳醫師及太太在伊通街租用了一間教室，由瑜伽老師我等，教導病患伸展、內核心呼吸及舒眠。效果相當好，也非常受到病患肯定，已有許多成功療癒案例。陳醫師並且經常在伊通教室免費演講有關健康的醫學知識，讓社會大眾學習，產生非常好的回響。

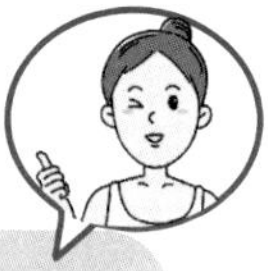

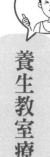

養生教室療癒場

伊通教室，從民國一〇四年四月開班養生課程以來，深受學生歡迎。獨有的教學專長及特色，擺脫傳統瑜伽古板的固定體式，研發針對身體各種情況的紓解動作，及深度呼吸療癒方法。

學生們對老師的評價很高，一方面由於老師們都有完整的經歷及教學經驗，一方面也具備極高的人體解剖生理知識。陳醫師長期在伊通教室，開辦免費醫學、解剖學、生理學課程，與老師及學生們分享，這形成一個共同學習與成長的「學習型療癒場」。

老師們在教學時，提供各種生理及解剖學知識，以及配合這些知識的傳達，設計有效活動關節肌肉的動作，並配合深度的呼吸，將呼吸帶到身體的肌肉關節深處，讓學員的本體感覺強化，如此也會達到腦細胞再生。在這樣的課程進行中，老師們不斷鼓勵、正面肯定學生，充滿了關懷與歡笑，在傳遞療癒的知識給學生之外，更進一步建立老師與學生們互動的氣氛，帶動成功的學生熱心分享並鼓勵新進學員，這種良性互動就形成了「療癒場」。

療癒場的建立，需要相當的時間，一旦建立起來，學生們的身體情況會更容易改善，老師的教學也會更加投入。師生們一起正面轉動療癒場，幫助別人也同時幫助自己，大家互動越發有趣了。我們的老師很難得，都能與學生建立這樣充滿正向生命力量的療癒場。

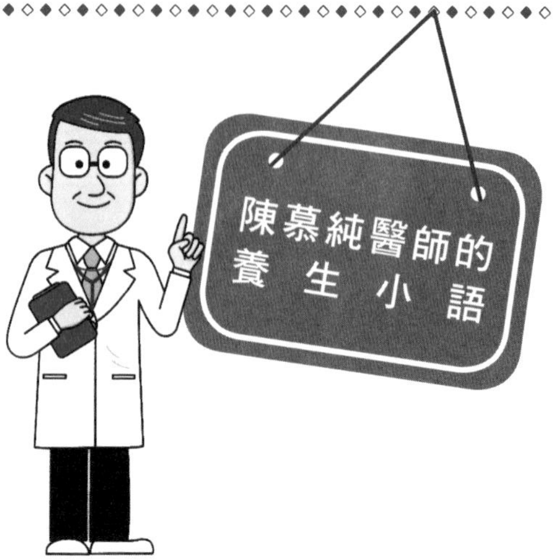

041 意識有療癒的作用，
發大願，能開啟正面能量，
給予人們生命的意義與生活的方向，
帶來喜悅免於憂鬱。

042 生活在無所事事的狀態，是危險的，
無所事事，沒事可做，等於讓自己完全鬆垮下來。
生活要在持續的挑戰中成長，
心靈才會充實，才會感受到生命的意義。

043

當身體不舒服的時候，
不要只想到吃藥，
要研究如何改善自己的身體。

044

Q：感覺陳醫師比年輕人更有活力，
祕密是什麼？
A：我還在不斷學習，
保持創意與熱情，如此而已。

045

缺少運動，身體肌肉萎縮，
會沒力量工作。
缺少學習，頭腦神經網路萎縮，
會沒能力應付挑戰。

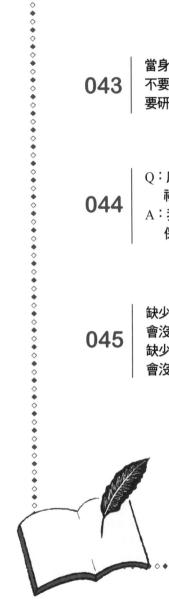

跟診筆記

10

喝牛蒡茶，能增加膽汁分泌，
幫助肝臟排毒。

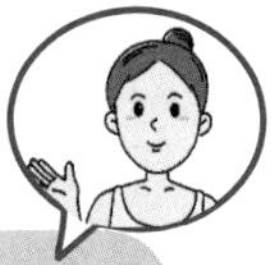

牛蒡茶的功效

我和陳慕純醫師合寫過一本睡眠瑜伽的書《伸展呼吸好睡眠》，為深入了解有失眠病痛的人，我到診所坐在陳醫師旁邊跟著聽診，當病人走出診間時，陳醫師會轉頭跟我分析病人生病的原因及其處方用意，感恩陳慕純醫師無私地教導。我是懷著一顆分享的心，去診所聽診以了解生病失眠的病人，並將這些知識整理發表，希望藉由這些經驗分享，能夠幫助人們遠離失眠症，以及因長期服用安眠藥對身體造成的傷害。這是對我自己的期許。

案例分享

某女士打扮入時美麗，但有點胖，一進到診間就說：「陳醫師救救我！我身軀發癢，已經二個月了，吃了醫院開的抗組織胺的藥都無效，還是很癢。」她邊說邊抓癢，抓手也抓腳。我好奇地仔細看她，身體有水腫，手腕關節、腳踝關節都腫到看不見了，她說這段時間胖了二公斤，就是水腫了二公斤。醫生問她：「有沒有吃了什麼容易過敏的食物？例如海鮮、蝦、蟹……」仔細分析了她吃的食物種類，但是找不到問題。

陳醫師建議她：一天喝 1000cc 以上的牛蒡茶，排毒。如果沒有改善，建議去看腎臟科。

陳醫師回頭跟我解釋：這個病人平常沒運動，所以體內累積酸性毒素，喝牛蒡茶排肝毒。毒解了，水腫就會改善。

牛蒡茶解密

醫師建議每個人都要喝牛蒡茶，有關失眠、水腫、身體癢、高血壓、躁鬱症、肥胖……我在旁本來應該要保持沉默乖巧的，不能打擾醫生工作！但實在忍不住想問個清楚：這個牛蒡含有什麼成分？可以起什麼作用呢？

陳慕純醫師隨手繪了一張圖說明：牛蒡、茵陳、陳皮（柳丁、柳橙、橘子等的皮），有促進膽汁分泌的作用，尤其是烘焙過的牛蒡茶，烘焙讓細胞壁變鬆軟，能加強牛蒡的效果。

肝臟的排毒是經由膽汁，膽汁會把肝臟的毒素排出來，所以增加膽汁的分泌就會幫助肝臟排毒，肝臟把廢物排出，肝機能就馬上提升。

● 陳慕純醫師曾幫助過一位醫院檢查肝指數過高的病人，喝了牛蒡茶肝指數兩個月後就降下來。

- 病人臉上的斑點也會減少！因為臉上的斑和肝臟機能有關。
- 身上有脂肪瘤的人也可以改善。
- 可以減肥，因為膽汁分泌可以幫助代謝脂肪。一舉數得，而且牛蒡茶很便宜！
- 牛蒡茶有幫助腎臟排毒的功效，牛蒡茶富含菊糖（Inulin），能增進腎濾泡過濾速度（Glomerular Filtration Rate；GFR），也就是能增進腎功能。早期腎功能不佳者，服用牛蒡茶可延緩惡化。

046

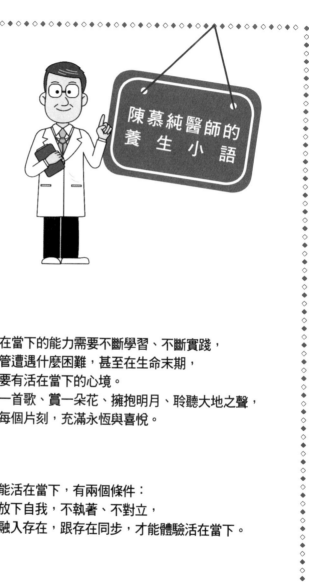

活在當下的能力需要不斷學習、不斷實踐，
不管遭遇什麼困難，甚至在生命末期，
也要有活在當下的心境。
哼一首歌、賞一朵花、擁抱明月、聆聽大地之聲，
讓每個片刻，充滿永恆與喜悅。

047

要能活在當下，有兩個條件：
先放下自我，不執著、不對立，
再融入存在，跟存在同步，才能體驗活在當下。

048

成功法則有下列要點：
1. 自主調控的空間。離開受束縛的地方，
找到可以自由發揮的空間。
2. 和正面的人相連結。經由正面的人幫助，
並且互動回饋，增加彼此的正面合作力量。
3. 回歸自己的能力，不斷充實自己的實力。

049

病痛時，思緒容易繞著病痛團團轉，
反而加重病情，這時候，可以觀想山水花草意象、
融入大自然，病痛就可緩和。
這種能力，平常就要培養，臨時培養不出來。

050

所謂的靈性，就是意識指數的層次。
靈性並不是靈魂出體、通靈或各種神通。

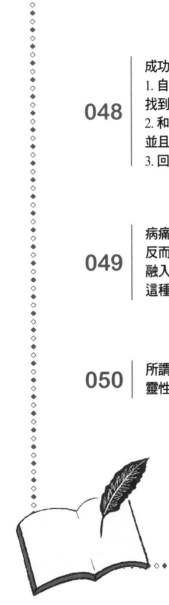

跟診筆記

11

食物比藥物好，平常以中草藥的養生茶飲，
來幫助達到服用藥物的效果，方便又安全。

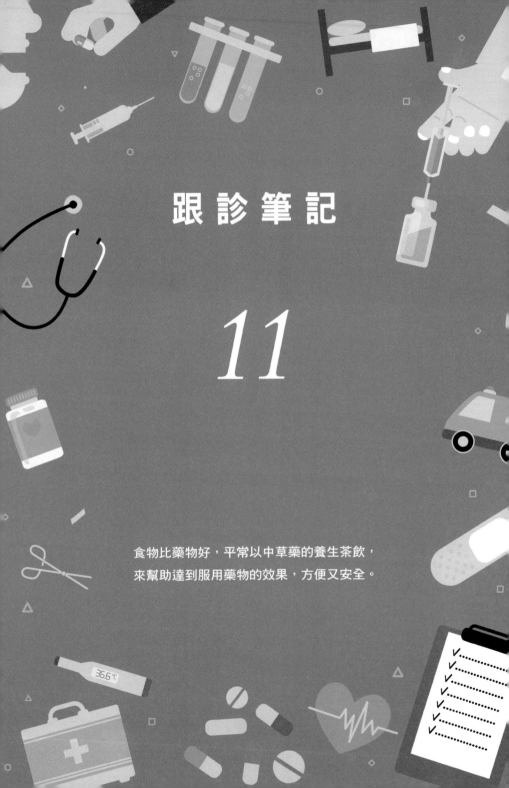

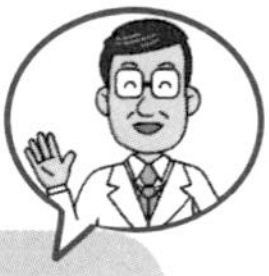

拉筋運動、喝養生茶——讓患者從減藥到停藥

有位七十多歲的老先生，由孫女陪伴來看病。這回醫生終於決定可以把他的用藥完全停掉了，我替他感到很開心。由於他的智慧及毅力治療好了自己，完全不必依賴藥物而生活，這才是真正的健康。老先生自己也很開心，當場表演慢慢蹲下又站起來，高興得像個小孩子一樣。

回憶五個月前這位老先生來看病，當時他站都站不穩，經常服用的藥物有 Aspirin（防血栓）、Lipitor（降血脂）、Norvasc（降血壓），患有耳鳴、青光眼、失眠、經常閃到腰等。

當時陳醫師要他練習內核心呼吸，多拉筋伸展，鍛鍊臀大肌、股四頭肌、豎脊肌群等。白天喝牛蒡茶、每天最少喝 1000cc，晚上喝杏仁茶 150cc。

這位老先生從此認真練習，身體一天比一天硬朗，肌肉更穩定有力量了，所以現在可以蹲下站起，也可以單腳站立，前彎時雙手還可以碰到地板！失眠、青光眼、耳鳴等均有所改善，目前藥量已經降低到三天吃一次。

今天陳醫師的建議是：Aspirin、Lipitor、Norvasc 都可以拿掉了。平日的養生茶飲：丹參（4 錢）＋茯苓（4 錢）＋牛蒡（4 錢）加水 1200cc 煮成 900cc，每日飲用，晚上喝杏仁茶 150cc。

病人離開後陳醫師告訴我，長期服用 Aspirin 可能會導致胃出血、腦出血，因為 Aspirin 會抑制血小板凝集（Aggregation），造成不易凝血甚至出血。Lipitor 主要用來降低血中的膽固醇，因為會干擾肝機能，長期服用可能會有脂肪肝、糖尿病、關節炎、氣管炎。Norvasc 是降血壓藥，長期服用對微循環並不好。

而醫生建議的養生茶飲，丹參是心血管最好的藥草，茯苓可降血壓、防癌，牛蒡對肝、腎很好。

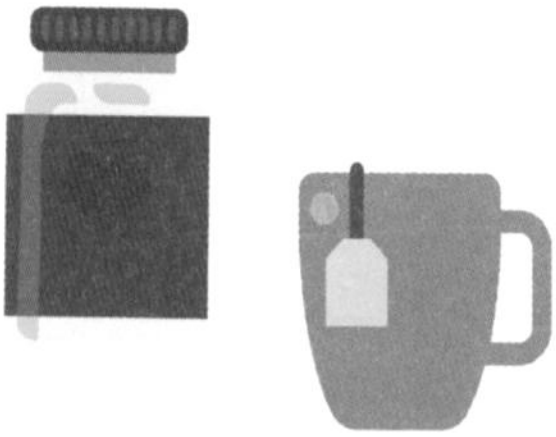

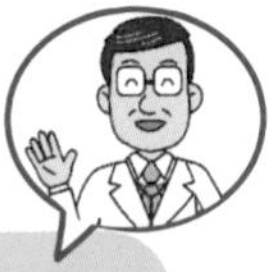

可使用的中草藥

自然療法漸漸被大眾認識它的重要性，在歐美、日本等國家，日益普遍被接受成為疾病的輔助療法，其中傳統的草藥，包括中國、印度、埃及甚至中東、南美各地區的草藥，已經透過現代醫學的精密分析，評斷其傳統認定價值的療效。

在目前自然醫學中，中草藥尤其受到重視，中華文化五千年傳統醫學的經驗，精華豐厚。現代科學也對中草藥的各種生藥成分、生理功效有相當深入的分析。

不過由於中草藥在現代農業大量生產的情況下，難免有各種汙染的疑慮，特別是農藥殘留的問題。陳醫師也經常被問及，哪些中草藥比較沒有汙染，陳醫師花了很多時間，蒐集相當多有關中草藥農藥殘留的研究報告，茲將殘留量比較少量的中草藥，列舉如下：

山藥、甘草、白芍、熟地黃、決明子、苦杏仁、茯苓、黃耆、當歸、酸棗仁、木香、白朮、桑枝、雞血藤、前胡、何首烏、龍膽。

以上的中草藥可多加利用，服用的方式，建議以養生茶的方法，一方面沒有服藥的壓力感、另一方面亦可補充水分，以此方法改善體質，可說一舉兩得。

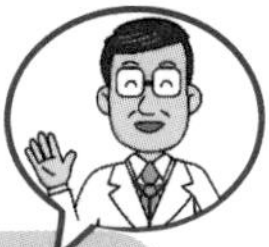

養生茶大解密

陳醫師認為食物比藥物好，平常以中草藥的養生茶飲，來幫助達到服用藥物的效果，方便又安全，以此方法可以逐漸把西藥從減藥到停藥，使身體恢復真正的健康狀態。

例如，利用日常飲用牛蒡茶可幫助肝臟排毒、睡前飲用杏仁茶可安神安眠等。中草藥以養生茶的方式，煮成大約800cc～1000cc，可用保溫瓶隨身攜帶，隨時補充水分又可以調理身體，幫助減少服用西藥，好處多多。

配方養生茶所使用的中草藥種類，大致不超過四種藥草，陳醫師常用的中草藥

	生理功效	常用中藥草
解表藥	具有發汗的功效，兼有消腫、止痛。	柴胡 葛根 桂枝
清熱藥	藥性寒涼，具有清熱、解毒等功效。應用於各種急性傳染病、感染性發熱，也包括一些非感染性疾病，如心血管疾病、白血病等。	黃芩、黃連、 金銀花、魚腥草
祛風溼藥	具有清熱、舒筋、通絡、止痛及強筋骨的作用。應用於筋骨肌肉關節的疼痛、腫脹，包括風溼性關節炎、類風溼性關節炎、坐骨神經痛、肌肉風溼痛及多種結締組織疾病。	五加皮
利水滲濕藥	主治水腫。具有不同程度的利尿作用。	茯苓、牛蒡 澤瀉 茵陳
溫裡藥	藥性溫熱。具有健胃、調整消化功能、擴張心血管、加強心肌收縮力。	肉桂、牛蒡 乾薑 生薑

理氣藥	具有調整臟腑功能。包括消化系統的慢性胃炎、消化不良、潰瘍、膽道疾病、肝炎、腸炎。	枳實 枳殼 青皮 陳皮
消食藥	以消食化積為主要功能，包括健脾胃、幫助消化、增進食慾。	山楂 麥芽
活血化瘀藥	具有擴張周邊血管、增加器官血流量，改變血液流變學，抗血栓形成，以及改善微循環作用。使微血管通透性降低，微血管周圍滲水減少。	丹參 川芎 益母草 紅花 桃仁
化痰止咳藥	具有祛痰、消痰、減輕或制止咳嗽的功效。	桔梗 苦杏仁
安神藥	具有安定神志的功效。應用於心神不寧、煩躁、失眠等症。	酸棗仁、杏仁、 薄荷、遠志
補虛藥	具有補充人體物質、增加機能、提高抗病能力、消除虛弱症狀。	人參、黨參、黃耆、 甘草、當歸、白芍、 枸杞子、何首烏、 刺五加

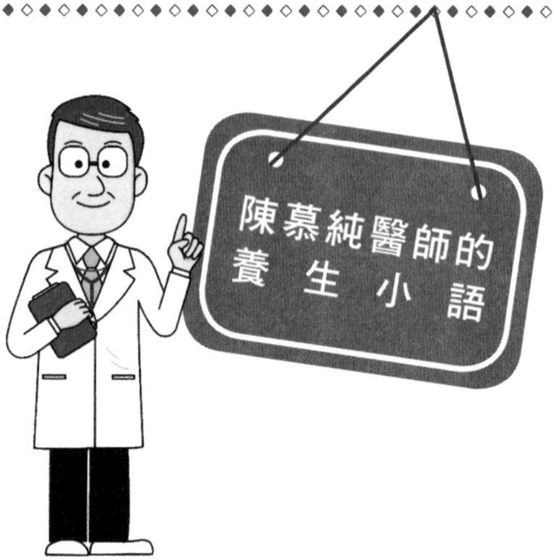

051
唱歌跳舞帶來喜樂，
但病痛而不能唱歌跳舞時，
牢記內核心呼吸，會有喜樂的效果。

052
經歷失敗，才有成功的機會，
沒經歷失敗，就沒有成功的機會。
有成功機會的失敗，是有價值的失敗，
沒有成功機會的失敗，是永久的失敗。

053 目前醫療院所愈蓋愈大，跟百貨公司一樣，
病人到醫院，不斷轉科，不容易從醫院走出來，
有如逛百貨公司，也不容易走出來。

054 人生要學習打破依賴他人照顧的心理，
人們互相需要幫助，但要避免依賴，
因為依賴會導致退化並深化依賴，產生惡性循環。

055 所謂的「道」，就是健康快樂。
求道，就是學習健康快樂的方法。
因此，道場是提供人們學得健康快樂的地方，
也就是療癒場。

跟診筆記

12

積極培養正面情緒，使負面情緒消聲匿跡，
這是陳醫師一再強調
「情緒管理」的重點所在。

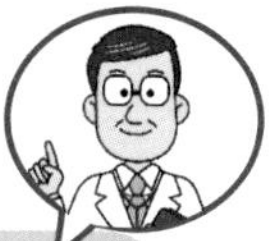

積極培養正面情緒，使負面情緒消失

人之所以生病，跟負面情緒有相當大的關係，今天有位四十一年次的女性來診所，主訴頭痛，有恐懼症，尤其強調在小學五、六年級時，老師喜歡用藤條打學生，到今天已經六十好幾了，依舊還有恐懼感。陳醫師問她哪個國民小學呢？她回答，北港南陽國小。

真巧，陳醫師也是南陽國小畢業的，在國小五、六年級時，他的老師也是用藤條打學生，依陳醫師的回憶，在那個年代上學確實相當有恐懼感，不過上了中學以後，陳醫師就不斷培養正面嗜好，把負面的恐懼忘記了。

由這個案例可見當時的升學主義、填鴨式教育下，學生心靈所受到的傷害。陳醫師對這個事件有諸多感慨：

①當時的懲罰教育確實會傷害學童心靈，這是完全不正確的教育方法。學生有恐懼感，卻不敢向老師提出意見。因為老師權威式教學，你一有意見，可能會被打得更兇。陳醫師也質疑，身為老師怎麼不懂得「反省自己的行為」呢？

②摒除負面情緒，最好的方法不是天天去想負面情緒的來龍去脈，這等於不斷地挖掘傷口，這位女病人一直想著孩童時代所受的心靈創傷，所以沒有走出恐懼的陰影。唯有不斷地培養正面情緒，有各種正面的嗜好——包括音樂、舞蹈、讀書、郊遊、賞花、賞鳥、觀星、看海等，多得不勝枚舉——孩童的恐懼自然煙消雲散。

③這位女病患將目前的恐懼症，完全歸咎於孩童時代老師的鞭打，也不正確。隨著年紀的成長，面臨到種種挫折，都會產生恐懼等負面情緒，她在心理上，追溯到孩童的恐懼，也表示她在成長過程中，欠缺正確地處理負面情緒的能力。

積極培養正面情緒，使負面情緒消聲匿跡，這是陳醫師一再強調的「情緒管理」的重點所在。

在診所常聽見病人說「想要去死」，今天又有一個病人因為生病無奈地說出喪氣話。等病人出了診間，我問陳醫師，是因為抗壓性低嗎？於是陳醫師教我「向量心理學」的原理。

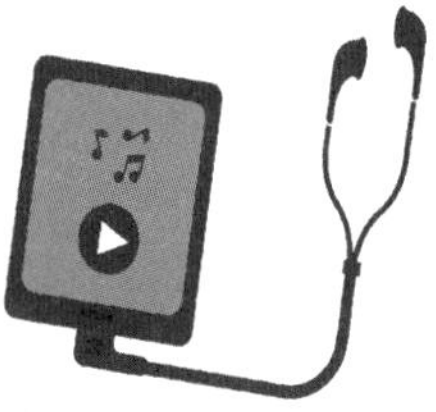

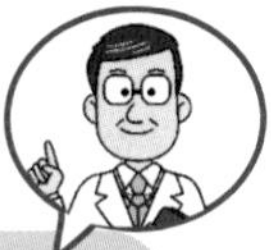

向量心理學

人類的情緒是隨時隨地起伏不定的，受環境周圍人們，甚至個人自己認知的方式所影響，也就是由諸多因素所左右。要清楚地分析了解並不容易，何況，一天當中，正負情緒隨時起伏變化多端。

起伏不定可看成波動，因為情緒可以說是心靈的一種能量形式，要分析情緒能量的波動，可以利用物理學的向量（Vector）概念。

正面情緒可視為正面向量（Positive Vector），負面情緒可視為負面能量（Negative Vector）。一天當中，所有向量的和，也就是正面向量與負面向量的總和，可以算出當天情緒總量。

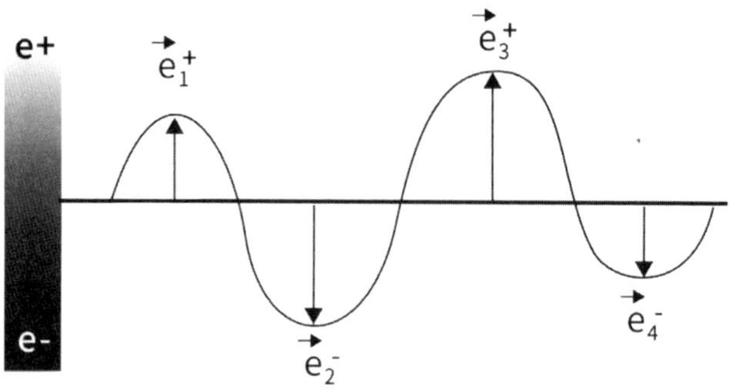

總向量 $\vec{E} = \vec{e}_1^{\,+} + \vec{e}_2^{\,-} + \vec{e}_3^{\,+} + \vec{e}_4^{\,-}$

e+ 為正面情緒；e- 為負面情緒。

總量為正，若是正總量很大，表示當天過得快樂，反之，負總量很大，表示當天過得不快樂。這樣的向量概念，可以讓人們容易評估與審查自己的情緒。一天一天累積正向向量，則會過得愈來愈快樂。一天一天累積負面向量，則會步入憂鬱症。

人們只要學會累積正面向量（能量），減少負面向量，就可以快樂，但是，學習是要用心，而且要用對方法。

譬如說，遭遇挫折，不面對現實，而消極地用「前世相欠債」的想法逃避，並沒有辦法轉向正面向量。以積極的態度，克服挫折的傷害，學會正面充實自己，才能累積正面能量。讓生活充滿快樂，及挑戰生活挫折的充實感。

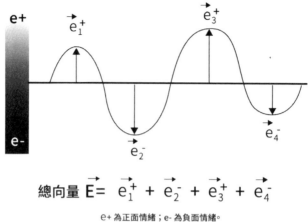

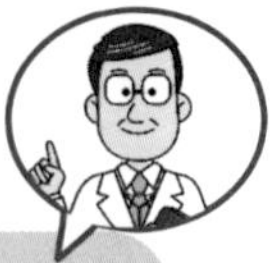

當下心念一轉，病馬上就好多了

案例1

診間進來一位四十幾歲的媽媽及十幾歲的孩子，這個孩子個子很瘦小，患有憂鬱症，不想上學，在大醫院都醫治不好，這媽媽聽人說陳醫師醫術高明，所以帶孩子來看病。

陳醫師很輕鬆地告訴這孩子：「你是健康的，你沒有生病。」「個子矮是好事，如果有一天地震，學校塌下來了，只有你活著，其他人都被壓死了！」這一席話引來大家一片爆笑聲，突然診間氣氛非常輕鬆愉快。

結果隔幾天這媽媽打電話來告訴陳醫師，兒子的病好了！他每天開心上學，憂鬱症似乎好了。令我真是大吃一驚！認知一轉變，人生由黑暗變光明，疾病不藥而癒！所以心念非常重要啊，原來這孩子對他的矮小而自卑憂鬱，轉個念，病就好多了！

案例2

正值壯年的男士，體格壯碩但個性溫和，他說自己是做公家工程的，長期日夜顛倒，因為都是晚上施工，他是素食者，問題症狀主訴最近背部很痛，有時也頭痛。

陳醫師拍拍他肩膀，親切地對他說：「辛苦你了，為國家做這麼多事。」陳醫師轉頭告訴我：「國家都是這種人在做事，這些人才是對國家最有貢獻的人。」並交代他多拉筋、喝牛蒡茶及練習內核心呼吸。

離開診間時他一再鞠躬道謝。病人離開後我告訴陳醫師，他的生命被肯定，人生變得極有價值，我覺得他的病好了一大半。

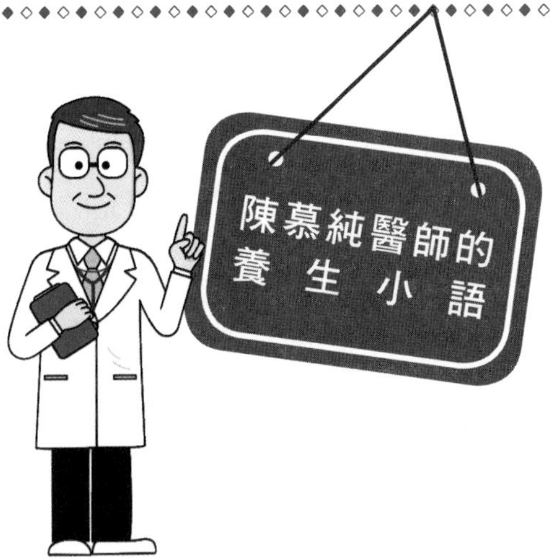

056

人們追求的快樂，可分為兩大類：一類是多數人所認為的快樂，透過刺激、享受美食、奢華服飾、縱情慾望、菸酒毒品等，它們帶來的是短暫即逝的快感（Pleasure）。這類的快樂，使人們為了達到進一步的快樂，會再度追求更強的刺激，從而產生上癮（Addiction）的現象；

另一類的快樂，要透過學習，例如唱歌、舞蹈、氣功、知識、靜心等，它不會有當下即時的快感，但是經過時間及經驗累積，能夠讓自己覺得充實及成長，更加有熱情投入學習，其感受的快樂是幸福感（Happiness）。這是第一類快樂所沒有的。

057

大多數人祈求長壽，但是長壽的根本，
在於是否「健康快樂」。有了健康快樂，
活著才有意義，自然也就會長壽。若是不健康、
不快樂，長壽會使他的生命，變成痛苦與折磨。
這種情況，長壽變成一種夢魘。

058

人生活在地球上，如果終其一生，
從來沒有學習健康快樂，
這種人的人生，就欠缺生命的意義。

059

所有的運動，要具有調整自律神經的功能，
必須要具有律動的內涵。
其中，呼吸是身體最根本的律動。瑜伽的練習，
如果沒有調控呼吸，將會減少其生理功效。

060

目前全世界人類面臨失眠的問題，
有三分之一的成人失眠，這可以說是精神危機，
也可以說是意識危機（Consciousness Crisis）。

跟診筆記

13

我們想讓讀者知道如何找醫生看病，
如何和醫生有效地溝通。
醫病的過程是一種學習過程。

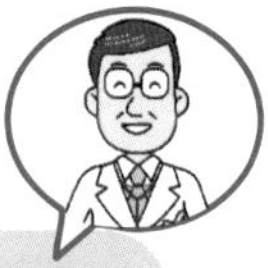

如何判斷好醫生

在門診時常發生，病人敍述病情模糊不清，當醫生追問時又很難確定，或是無關緊的情緒說一堆，使得醫生不容易從病人的敍述中去幫助他，所以陳慕純醫師教我，讓讀者知道如何找醫生看病。

首先觀念要正確，醫生是站在幫助者的角色。生病的事情不能全部推給醫生，醫生和病人的關係，就像老師和學生的關係，醫病的過程就是一種學習的過程，醫生是站在幫助者的角色，幫助病人學習如何醫治自己的病，重新找到健康快樂。

①能站在病人的立場提供必要的醫學知識，避免不必要的藥物治療或打點滴。因為藥物下得重，日後將很難把藥拿掉，必須真正替病人著想。

②有溝通。有的醫生不善於溝通，如此就不容易站在病人的立場為他著想。有些醫生只看著電腦上病人的病歷，在螢幕上勾選藥方，沒做到望、聞、問、切。

③心理建設。不要說病人不會好，有些醫生會說這是老化現象、這是遺傳原因等，沒有辦法痊癒……如此病人會對生命失望，甚而加重病情。

④名醫不一定是好醫生，要看他有無在短時間內做最有效率的正確判斷，對病情做充分解說，病人不要因為醫生有名就一窩蜂去看診。

⑤病人要有判斷力。疾病之所以會痊癒也需要病人自己的智慧判斷，以及學習的動力。

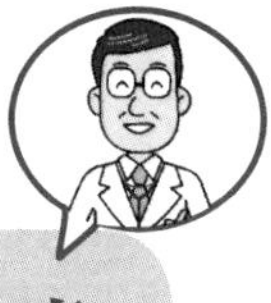

病人如何和醫生溝通

①病人把問題整理成文字寫在紙上。如此可增加醫生看病的效率，平時就要對自己的疾病做記錄：發生的時間點、持續度、感受、頻律等等。關心自己、了解自己並且和醫生做有效率的溝通。

②醫病的過程是一種學習過程，學習如何解決問題的過程。

③病人要承擔自己健康的責任。有人不運動、大吃大喝、熬夜等不良習慣；依靠吃安眠藥、高血壓藥、降膽固醇藥……這是對自己的健康不負責的做法。

④好的病人會發現新的解決方法。很多醫藥的新發現都有賴病人提供的資訊。

牛蒡茶可以讓攝護腺縮小，就是病人的發現，再經由陳醫師考證外國文獻。

⑤生活習慣病。很多病都是生活習慣病，所以要學習如何養生，如此可以不生病，減少醫療資源的浪費。

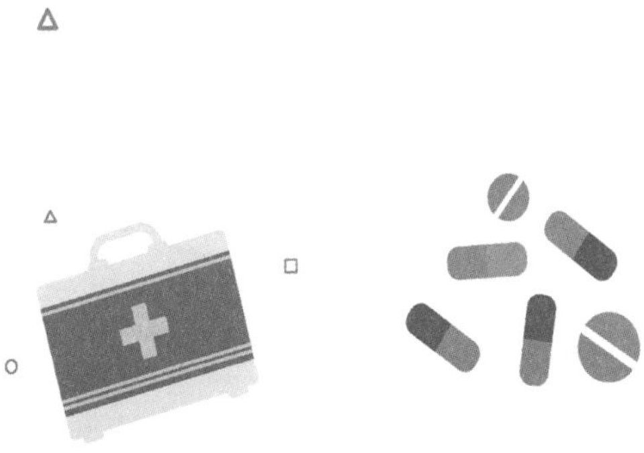

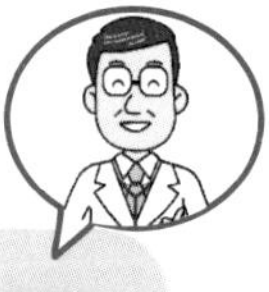

建立良好的醫病關係

每當病人到醫院看病，求助醫師的專業醫療以解決身體的問題症狀，但是引發症狀的原因，其實已經過一段時間的累積，所以顯現出來的病症問題，只是冰山一角。

然而醫師給予病人的治療，往往著重於症狀的減輕或解除，欠缺著力於病因的導正，病人服用藥物後雖然症狀暫時減緩，但是藥物一旦停止服用，症狀會再度出現。導正病因是醫師與病人所要共同努力的目標，完全依賴醫生並不能順利解決問題，醫師有責任告知病人，有關病因的來龍去脈，並鼓勵病人努力面對自己的問題，自我研究記錄並與醫生配合討論，如此才能真正的解決問題。

陳醫師強調，醫師扮演幫助者的角色，協助病人解決問題、療癒自己的病症，這個經歷是個學習及實驗的過程，透過醫師與病人的資訊交流，達到最好的療癒效果。這個過程就像一個真實的實驗，可以讓醫師與病人都能學習到珍貴的經驗與智慧。

假如病人不想瞭解自己的病情，不願意改善自己不健康的生活習慣，而將療癒責任完全推給醫師，這就好像學生不讀書，而要求老師很會教，所以真正健康的關鍵是掌握在病人自己的手中，真實的面對自己，為自己的健康負責任。

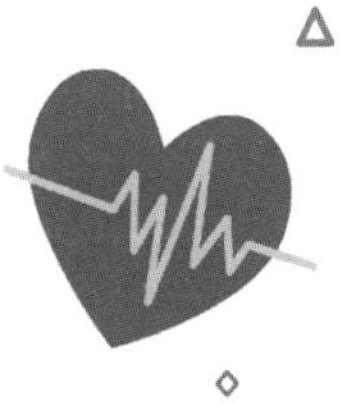

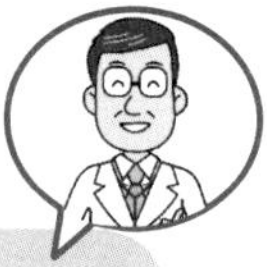

寫日記可幫助改善病情

現代人已經完全不寫日記了，每天緊盯著電腦、iPad、手機、電玩，此等電子產品的過度依賴，一方面造成人際的疏離，成為不懂得與人溝通的宅男、宅女，一方面玩物喪志，精神耗弱、情緒浮動、思想淺薄。

陳醫師經常建議病人寫日記，當然要病人改變習慣是相當困難的，然而，對於現代人精神狀況的不穩定與不快樂，寫日記其實具有不錯的療癒效果。

寫日記能夠讓人的心靈「沉澱下來」，只有面對自己，才能改變自己，往更好的方向去發展、去成長。《論語》有曰「吾日三省吾身」，寫日記也是反省自己最好的方法。

現代人由於生活忙碌，「忙」這個字表示「心已經亡」。千萬要騰出時間寫日記，甚至每週一～二次也無所謂，建立好習慣，你會愈來愈歡喜的。

寫日記具有靜心（Meditation）的功能，當專注於寫作時，心靈會自我觀察，也會漸漸沉澱。為焦慮、恐慌、躁鬱所困擾的病人，透過寫日記，病情會較為改善。

人人養成寫日記的好習慣，不但病情、心情皆會改善，社會也更加祥和。

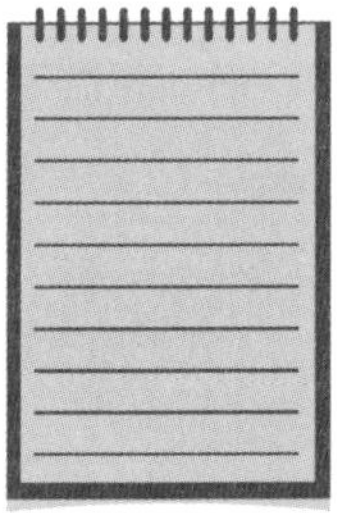

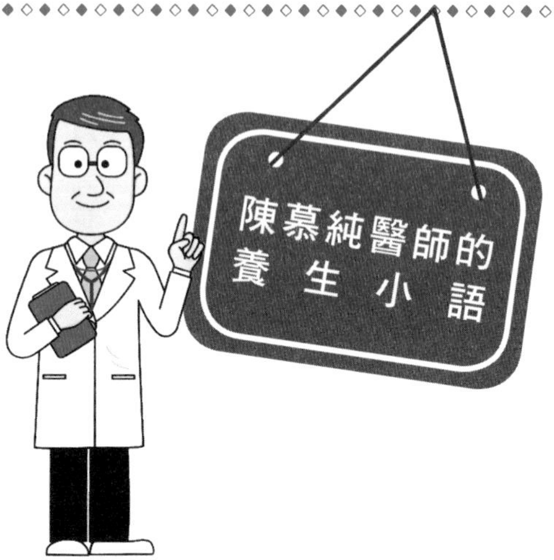

061 意識領導理智與情感，
靈性領導理性與感性，
靈魂是意識的狀態。

062 你不讓頭腦快樂，
頭腦就會不快樂，
最後導致憂鬱。

063

所有身體的活動，包括運動、武術、
舞蹈、氣功、瑜伽、皮拉提斯、肌力訓練、歌唱等，
都要回歸內核心呼吸，才有完整的生理訓練功效。

064

由於醫療的過度分工，目前病患在大醫院就診，
往往耗費相當多的時間，在各科之間輾轉診療。
病人應當花些時間，在增進健康快樂的生活內容，
才能免於過度依賴醫療系統。

065

用天文望遠鏡觀看浩瀚的宇宙，
你就會發現地球的渺小，
擴大意識，觀想廣闊的世界，
你就不會鑽牛角尖於芝麻小事。

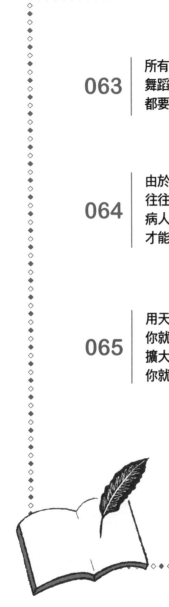

跟診筆記

14

隨時隨地覺察自己，學習靜心。
陳醫師倡導六字真言「不執著、不對立」，
有助於讓負面思緒轉為正面。

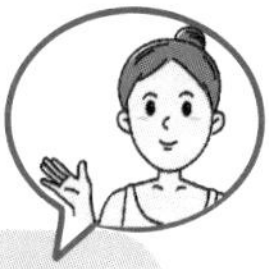

執著（Obsession）是自律神經失調的主因

陳醫師說，自律神經失調症是現代文明病的主要原因，這個症候群包括許許多多臨床症狀：

*胃食道逆流、打嗝、胃抽筋、大腸急躁症

*失眠症、強迫症、恐慌症、上癮症、憂鬱症

*尿失禁、夜尿症、過敏性膀胱炎

*梅尼爾氏（Meniere's）症、緊張性頭痛、耳鳴
*心因性高血壓、心臟神經症
*女性更年期障礙、月經困難症、冷感症、過度換氣

自律神經失調占所有內科或身心科病患的九成以上，一般而言，病患都用「壓力」來解釋其症狀產生的原因。所謂壓力，可以說「讓人產生負面情緒」也就是讓人不快樂。但是從另一個角度來看，也可以說是病人的抗壓能力不足。這是外在環境因素與病人本身壓力的處理能力，兩者皆有關係。

壓力給病人最先的表現是焦慮，孔子說：「人無遠慮，必有近憂」，可知道古代人跟現代人一樣，經常面對焦慮的問題。焦慮可以說是提醒人們有問題的存在，需要想辦法去解決。有能力的人，會用積極正面的態度去面對它，設法將問題解決，這樣可以讓焦慮減到最低程度。

對付問題能力較差的人，或是較沒有信心的人，他們會讓焦慮在腦中盤旋，由於腦是自動化的器官，不斷盤旋會植入腦自動化裝置，稱為執著（Obsession）。目前腦科學已經知道這種自動化裝置，主要產生在DMN（Default Mode Network）的地方，尤其在後扣帶迴皮質（Posterior Cingulate Cortex，PCC）。

焦慮成為執著狀態，會產生恐懼（Fear），會變得不容易療癒。當覺得沒有希望（Hopeless），讓這種情緒成為執著狀態時，會導致憂鬱（Depression），一個人對慾望（Desire）過於放縱不拘、沒有節制，成為執著狀態，會導致貪婪（Greed）。

執著可以說是諸多自律神經失調症狀的原因，它將心理疾病深化，使得身體內臟系統的功能逐漸惡化。

解決這種狀態，要從內核心呼吸，帶動身體的神經活動，讓自律神經的功能更加強大，也就能提升抗壓能力，也就是讓壓力減輕。

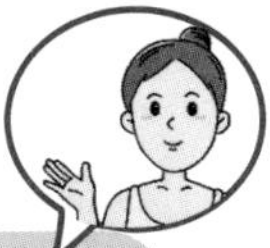

女性較易有自律神經失調的問題

我在診所裡看到女性病患明顯比男性多，很好奇地問陳醫師，他微笑地向我解答：

①**女性與男性對身體的關心方式有很大的差異**，女性若身體有所不適，都會儘早求助醫生，男性則會在早期症狀輕微時置之不理，男性對壓力的處理態度，往往借助酒精、抽菸或其他方式麻痺自己，較不會面對問題而求助醫師。

②**女性在生活上的壓力較大**，尤其已婚的上班族女性，要面對工作壓力及家庭壓力，所以女性自律神經失調較多。而女性進入更年期時，因為雌激素減少，而雌激素有安定神經的作用，所以更容易導致自律神經失調問題。

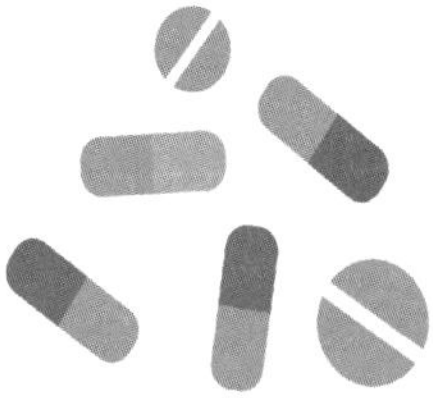

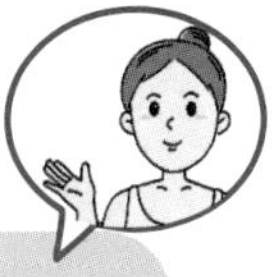

上癮症來自於追求快感的執著

神經心理學（Neuropsychology）有一個非常重要的課題，稱為上癮（Addiction）。腦神經學認為，人之所以會上癮，乃因為人為了追逐快感（Pleasure），不斷地利用刺激物，透過多巴胺（Dopamine）分泌，產生快感。然而快感會隨著刺激物消失而不見，因此會追逐更大的刺激來產生快感，從而導致上癮症。也可以說，上癮症來自於追求快感的執著。

快感是短暫的，它不是真正會帶給人們幸福感的快樂（Happiness），相信讀者們知道任何的上癮症，皆會帶來心理上的創傷。賭博、飆車、藥物、菸酒、性沉淪等，對人們健康的威脅都相當大。

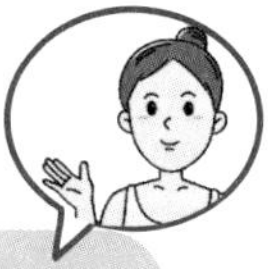

不執著、不對立

現代的文明社會，高度的工業化與資訊化，並沒有充分帶給人類精神上的快樂，憂鬱症與失眠症的病人有增無減，對如此複雜的生存環境，陳醫師建議病人，首先要有「回歸自己」，也就是「覺察自己」，千萬不要像陀螺一樣轉個不停，如此會讓交感神經持續興奮。

「覺察自己」就如同靜心（Meditation），首先必須學會內核心呼吸。內核心呼吸可以幫助我們身心放鬆，因為它會啟動副交感神經，讓呼吸、心跳緩慢下來，身體也會感覺輕鬆。覺察自己，包括自己的思慮、情緒，讓自己更平靜更喜悅，這個過程就是靜心，靜心需要隨時進行，天天實踐。因為人們的思慮與情緒，就如同流水，不斷流動。

將負面思慮、情緒，轉化為正面思慮的情緒，如此是讓自己更加健康快樂的要訣所在。陳醫師長年對此研究出「六字真言」——不執著、不對立——將有助於讓自己的負面思緒轉為正面。

不執著於身外之物，擺脱對其依賴，才能重獲心靈自在的喜悅。不對立，可避免各種負面情緒產生，包括焦慮、恐懼、憤怒、暴力等。

茲將要避免的執著及對立的內涵，列表如下：

避免執著	名譽、地位、權力、面子、儀式、意識形態、迷信、毒品、奢華、菸酒、賭博
避免對立	忌妒、偶像崇拜、操控、自傲、自卑、抱怨、溺愛、仇恨、發怒、暴力

隨時隨地覺察自己，將任何的執著與對立的思考、情緒放下（Let Go），相信你可以一生享受喜悅，避免憂鬱。

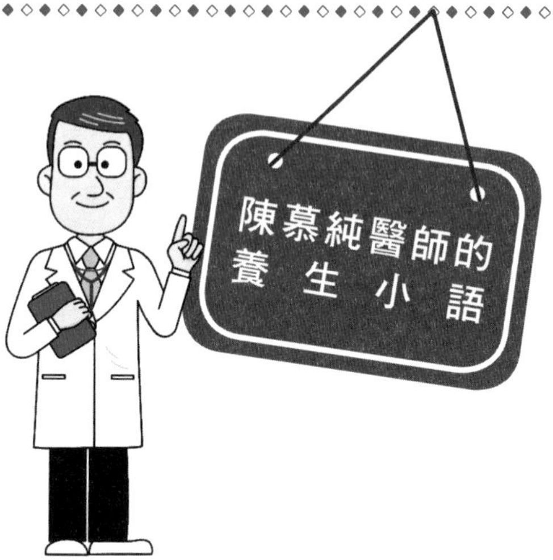

066 給孩子們最好的禮物是，
自己保持健康快樂，
這需要不斷學習與不斷精進。

067 最近在日本，照顧者殺被照顧者的案件，愈來愈多。
從今天起，要學會照顧自己，盡量避免要他人照顧。

068

你想讓世界的人過得快樂，
你要先學會做一個快樂的人。
你想讓世界更美好、更和諧，
你要先學會做一個心靈和諧的人。

069

活到老，動到老，
學到老，笑到老。

070

隨時隨地伸展運動，
保持血液循環暢通，就沒有中風的風險。
大都市隨時隨地保持下水道的流暢，
就沒有水災的風險。
學會隨時隨地保持健康快樂，
身心愉悅，就沒有人生意義的疑惑。

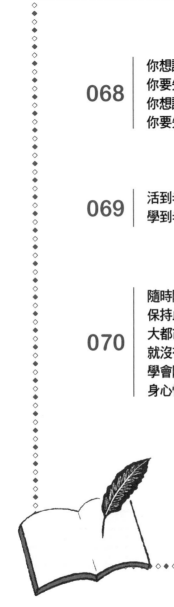

跟診筆記

15

真正持久的快樂，它屬於內在的品質，
需要透過學習，學習能夠讓你全心全意
投入的正面事物。

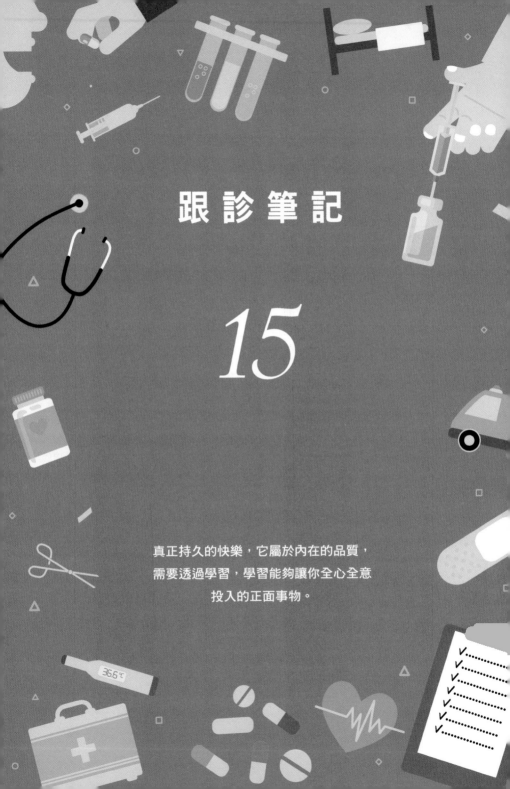

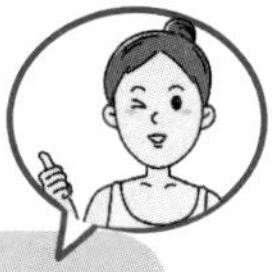

快樂需要學習

早上有位八十多歲的阿嬤就診，主訴全身痠痛不舒服、頭暈、關節疼痛、失眠、胃口不佳。這是典型的長期自律神經失調。從心理學的觀點來看，病因是長期焦慮，也就是長期的不快樂。

陳醫師問阿嬤有幾個孩子？她說有五個孩子、孫子十個，子孫共有十五個。依照中國的傳統觀念，可謂「多子多孫多福壽、春滿乾坤福滿門」，她應該是相當快樂有福氣才對，怎麼會焦慮不安，有憂鬱傾向呢？阿嬤甚至說她一輩子沒有快樂的經驗。

陳醫師認為，頭腦的最高指令是快樂，然而人類古今中外，能夠體驗真正快樂的人非常稀少。有位英國心理學家觀察倫敦地鐵來往的人群，發現他們表情呆滯、步伐沉重、沒有笑容，可以說沒有發現快樂的人。

由此我們反省從小在家庭長大、在學校讀書、再進入社會工作，也很難學到真正快樂，原因很簡單，因為快樂的人很少。你不可能向不快樂的人學習快樂，反而不快樂的人把不快樂傳染給你。

為什麼快樂的人很少呢？因為過去人們對快樂的認知過於膚淺，傳統的觀念認為，生活物質豐足、感官愉悅就是快樂。在心理學上這些外在的滿足，屬於快感（Pleasure），容易消失。當然生活物質的充足也是必須的，但是要體驗持久的快樂（Happiness）是內在的品質，是要透過學習，不斷累積經驗才能體會。這種深度的快樂，不是多生兒孫就能體會到，也不是喝酒、抽菸、打牌可以領會的。

快樂需要學習，學習能夠讓你全心全意投入的正面事物，例如：音樂、作曲、舞蹈、氣功、瑜伽、雕刻、繪畫、詩詞、科學、探索等。生命全然投入正面的事物，在心理學稱為心流（Flow）。

這世界中能有心流體驗的人很少，健全的社會，需要更多快樂的人，更多有心流能力的人。我們的教育，應該多提供讓學生體驗心流的環境，創造快樂的社會。

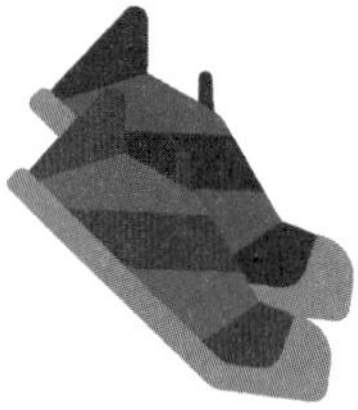

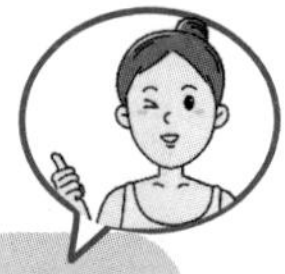

心流的要素

心流是充實的、滿足的經驗感受，達到心流時會有非常順手的感覺，具有自發的高度專注意識狀態，其要素包括下列：

①沿途的每一個步驟都有清楚的目標，知道需要完成什麼。

音樂家知道接下來要演奏什麼音樂、外科醫生隨時都明白手術該如何進行、農夫知道如何完成一套種植計畫。

②個人的行動能立即分辨，知道事情進行順利與否。

音樂家一聽就知道音符對不對、外科醫生會發現每一刀是否下得正確、農夫知道田裡作物是否正確播種。

③挑戰與能力之間有所平衡。

如果能力遠不如挑戰，我們就會感到沮喪、焦慮。如果能力遠超過挑戰，我們就會感到無聊。透過不斷學習，使技能不斷增進，就能接受更高的挑戰。

④心無旁騖，不擔心失敗。

全神貫注，全力投入，不在乎成敗。事實上，我們並沒有掌控什麼，因為若有所掌控，則掌控的感覺會切割我們的注意力，沒有掌控、沒有占有，也就是沒有執著，因此也就沒有所謂的失敗。

⑤時間的感覺和實際上有差異。

會忘卻時間，過了幾小時，卻好像只有幾分鐘，或者恰恰相反，一個花式溜冰者，實際上僅費一秒的急轉彎，卻感覺時間延長了十倍。

⑥行為變成自發導向。

每當這種情況出現，我們就開始享受那造成此一經驗的事物。活動變成自發導向，也就是事物本身就是自主的。如果工作與家庭生活都能變成自發導向，那麼生命不會有任何浪費，也就充滿了喜悅。

心流會增進創造力，我們在日常生活中體驗心流狀態愈多，我們會愈快樂。一方面個人身心靈成長，一方面又將正面快樂帶給他人，如此社會將越發安定和諧。陳醫師簡而言之，此即是「自得其樂的能力」。

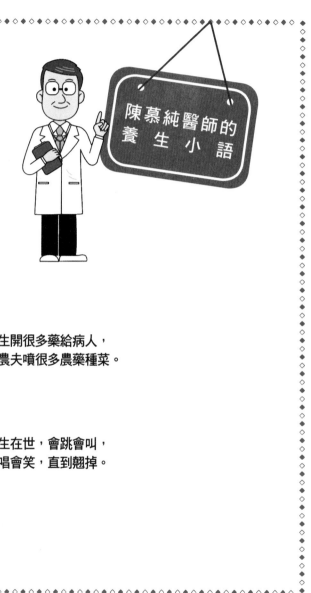

071 醫生開很多藥給病人，
像農夫噴很多農藥種菜。

072 人生在世，會跳會叫，
會唱會笑，直到翹掉。

073 瑜伽沒有結合療癒，
就無法增進健康，
也無法提升心靈。

074 照顧病人，
往往自己也變成病人。

075 健康快樂是人們真正的身內之物，
要靠自己在生活中學習累積，
無法由他人給予。

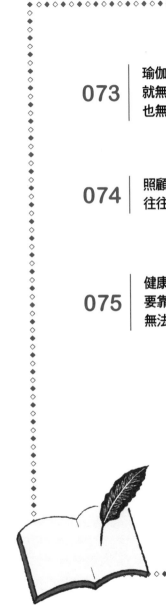

跟診筆記

16

身體的改變也需要通過「學習」，
而不是透過「藥物」。建立健康的生活型態
是每個人都要努力學習的。

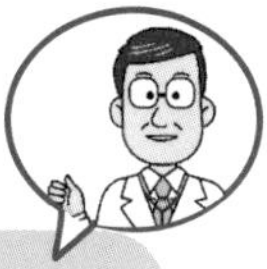

正確的生活型態是健康的不二法門

台灣的全民健保制度，在全世界被公認為是相當優秀的，美國總統歐巴馬的健保制度，也曾經來到台灣取經。我們的健保制度，使得病人就醫相當方便，醫藥費相對合理，而且台灣醫療普及，醫護人員的水平很高，醫院的設備十足具有國際水準。

然而優點之外，往往同時存在著某些缺點，以就醫的方便性而論，有些病人會同時在多家醫院診療，譬如說，同一個病患，糖尿病在A醫院就診，心血管疾病在B醫院就診，腸胃病在C醫院就診，眼科疾病又在D醫院就診，如此其病歷分散在各醫院，忙碌的醫師不容易在診療時間得知病患的全部資訊。

情況允許的話，盡量在同一家醫院診療較為合宜。在教學醫院中主治醫師的能力都很優良，病患就診最重要是充分了解病情，與主治醫師有充分的溝通，避免一窩蜂地追逐名醫。

疾病的痊癒不能全部依賴醫師開出的藥物，藥物雖能緩和症狀，但是真正的痊癒必須靠病患自主飲食、情緒、運動等適當的配合，病患不改善自己不適當的生活型態，疾病就不容易改善，健康其實是掌握在病患自己手中。

以內核心呼吸為例，它是穩定自律神經最好的方法，然而，大多數的人還是不會內核心呼吸，只想依賴安定精神的藥物。其實，身體的改變需要通過「學習」，而不是透過「藥物」，肌肉的伸展可增加肌肉彈性，內核心呼吸可啟動副交感神經，讓情緒平衡，甚至可改善胃食道逆流、失眠、高血壓等。

建立健康的生活型態是每個人都要努力學習的，尤其當生病時，更應即刻建立健康的生活型態來幫助身體恢復健康。

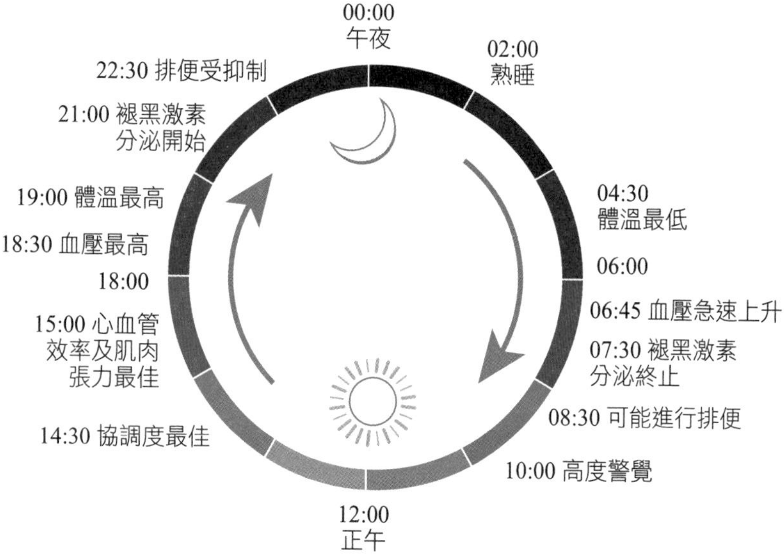
00:00
午夜
02:00
熟睡
04:30
體溫最低
06:00
06:45 血壓急速上升
07:30 褪黑激素
分泌終止
08:30 可能進行排便
10:00 高度警覺
12:00
正午
14:30 協調度最佳
15:00 心血管
效率及肌肉
張力最佳
18:00
18:30 血壓最高
19:00 體溫最高
21:00 褪黑激素
分泌開始
22:30 排便受抑制

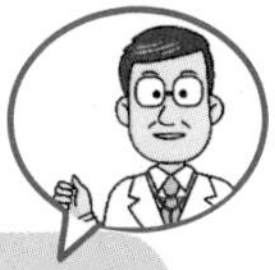

「正確用心」治好自己的病

「正確用心」（Right Mindfulness）是使用頭腦及保護頭腦的最好方法，但是懂得「正確用心」的人為數很少，這也說明了現代人頭腦出問題的主要原因。

以生病的時候看醫生為例，大多數的病人幾乎都沒有事先準備，看診時，醫生得花較多時間去問明病情；用心的病人，會先整理個人生病的經過，再將想要請教醫生的問題寫在紙上，如此一來，將可減少醫生與病人互相溝通的時間，一方面醫生能抓住重點，給予病患適當的建議，另一方面病患對自己的病情也有清晰理性的了解。

病人不必擔心個人教育程度如何，周遭必有可以請教的人士，最好請教醫護人員，也可以到圖書館或網路上找資料，年長者可以請年輕人幫助找相關資訊，這些健康的資訊對年輕人也有幫助。

「正確用心」讓你會更認真學習，也會更快樂，因為「學習是快樂之本」。學習可以打開好奇心，多學習可增進對周遭事物的認識，也增加對自己的了解。

最忌諱是懶惰（Laziness），懶惰者不想學習，導致生活沒有喜悅、沒有活力，事情都依賴他人、行動遲緩、智力笨拙。因此，人們一定要勤於學習，尤其身體伸展及內核心呼吸，是現代人追求身健康必學的功課。

「正確用心」的病人，往往能夠發現自己的問題，甚至發現醫學的問題。醫生也能從「正確用心」的病人身上學到寶貴的經驗，醫病良性互動教學相長。

「正確用心」的病人，會知道醫生能幫他什麼，以及他自己能幫自己什麼，不用心的病人總是將所有的問題丟給醫生，和周圍的人，這種態度對病情的幫助絕對有限。

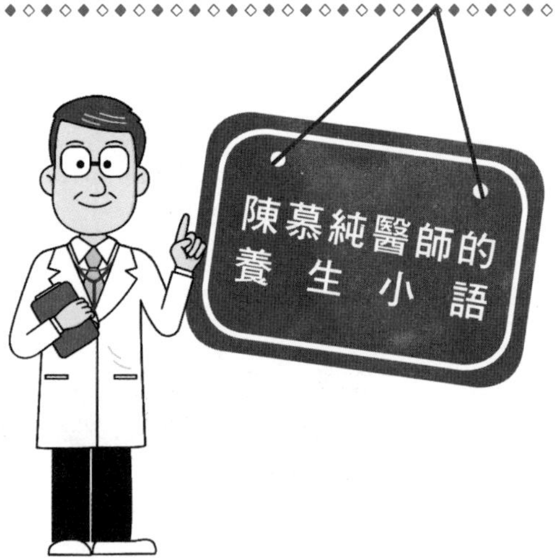

076 對生命而言，快樂是成功的，
而成功不一定會快樂。

077 快樂（Happiness）是個人自主去發掘、去探索、
去體驗的，能夠讓人自在、不役於物。
快樂不是追求（pursuit）而來的，
追求是受外物制約（conditioning），失去內心自在，
是快感（pleasure），不是真正的快樂。

078 跟認真用心的人相處
心靈才會健康快樂。

079 醫師若只有開藥給病人，
而沒有教導病人健康的調整方法，
等於只有幫藥廠賣藥而已。

080 將你學有專精的領域，連結到療癒，
一方面能夠擴展學習視野，
另一方面讓你所學，更具體與更實用地助人，
如此正面的連結，你會更積極快樂地投入
自己所學專精的領域之中。

跟診筆記

17

腹式呼吸是人體最自然的呼吸方式，是一種橫膈膜呼吸法。律動的節奏和海浪是一致的，藉此可達成完全放鬆。

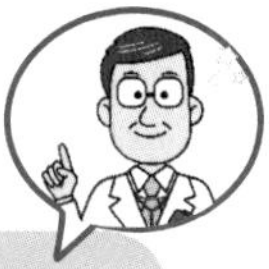

音樂療癒——海浪CD

陳醫師看診時，常送給病人一片海浪的CD，至於為什麼要用海浪的CD呢？說來可是有相當道理的。

人耳接收的音頻是20Hz～20000Hz，而海浪的音頻是1000Hz～30000Hz，也就是人耳朵的聽覺與海浪的音波有相當程度的重疊。兩者為何會有如此大的重疊呢？乃因為人類是由海洋生物演化而來，也就是人類祖先的聽覺一直都是聽海浪的聲音不斷演化而來。腦波與海浪的音波頻率相似。

海浪的聲音可以帶給人們心靈平靜，它的頻率規則、穩定，隨著聆聽這種頻率，人的腦波會緩和穩定下來，呼吸也可跟著緩慢下來，尤其當腹式呼吸練得順暢後，可以隨著海浪的波動呼吸，如此對緩和心靈的效果更好。當肚子的呼吸感覺有如海浪波動，身體同時會更放鬆。持續將呼吸與海浪同頻共振，此時就會自然入眠。

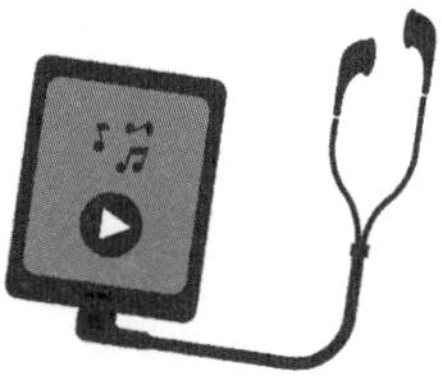

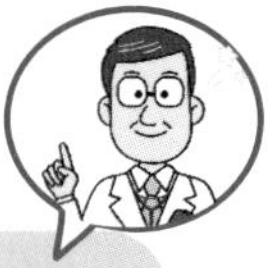

腹式呼吸隨著海浪起伏，達到天地合一的放鬆境界

腹式呼吸是人體最自然的呼吸方式，是一種橫膈膜呼吸法。橫膈膜的呼吸就像水母一樣，經由律動開合呼吸，這種律動的節奏和海浪是一致的，科學研究也指出腦波和海浪的波動幾乎一致，所以藉由海浪的聲音讓自己完全放鬆，在海浪的波動中，在海浪拍打岸上的時候，聽到海浪聲音就配合吐氣，不一定每一次都跟上，二、三次海浪拍上岸的聲音跟上一次也可以，讓自己隨著潮汐起伏而呼吸，完全把自己的呼吸調整到與海浪同步。當自己的呼吸與海浪一致時，身體的波動彷彿大自然的波動，產生天地與你合一的深度放鬆感。藉此方法就可紓解壓力、解除失眠困擾，這也是一種靜心的方式。

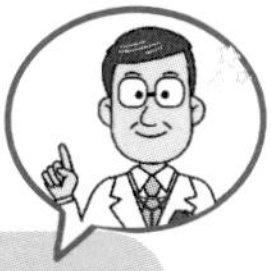

唱歌是腹式呼吸的療癒運用

現代人確實是累積了太大的壓力，所謂壓力就是讓人持續緊張，一直處於交感神經興奮的狀態，覺得焦慮不安。檢驗是否有壓力的方法很簡單，當你覺得對聲音敏感，對小事會小題大作，容易發脾氣等皆是。

紓壓是現代人必學的功課，陳醫師常建議病人回歸自己，也就是對於每日生活經常反省，設法讓自己累積的壓力得到適當的舒緩。

伸展與腹式呼吸是最好的選項，當然各種運動、舞蹈皆有助於紓壓。瑜伽、皮拉提斯等皆屬於伸展。調息、氣功、歌唱等則是運用腹式呼吸。尤其運用內核心呼吸，唱歌會更加進步，聲音會更響亮。

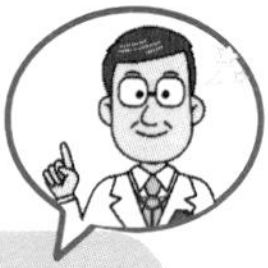

發音打開咽喉

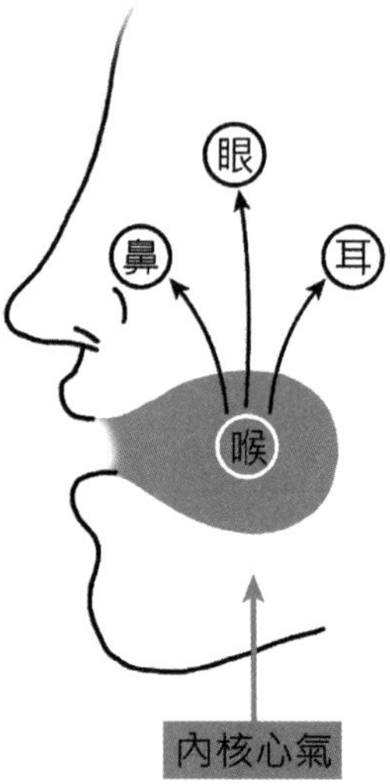

發音打開五官、改善暈眩

咽喉通五官，咽喉不通會使五官塞住，舌頭僵硬後縮、上顎老化下垂，皆會使咽喉處變窄，如此產生頭暈、鼻塞、眼睛乾澀、耳咽管不通使耳朵經常塞住、頭部經常昏昏脹脹不清爽。

當學會內核心呼吸時，可運用內核心氣，往上打開咽喉發音，聲音會相當響亮。

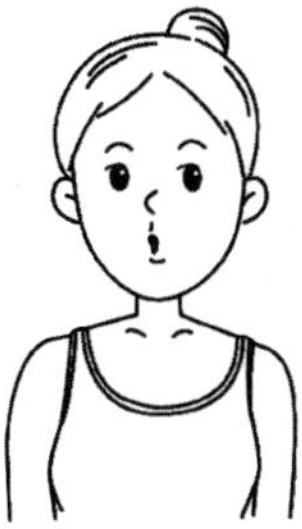

「嗚～」
將嘴巴往前噘起

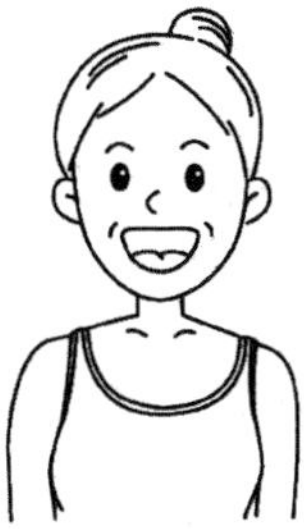

「啊～」
將嘴巴用力張開撐開上顎

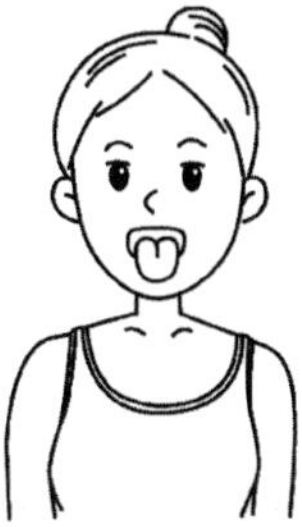

「ㄟ～」
將舌頭往前吐出
並向下伸直

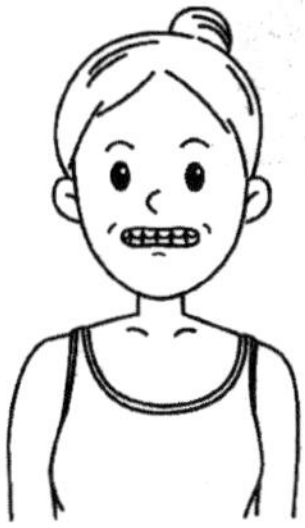

「咿～」
將嘴巴橫向用力張開

發音及口腔肌力訓練

可以改善：

- 口呼吸
- 頭暈
- 眼睛乾燥
- 耳朵塞住
- 鼻過敏
- 五官下垂
- 無精打采

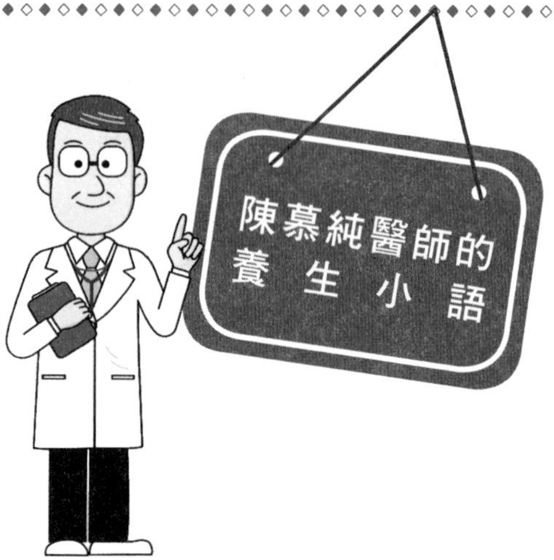

081 快樂的最佳狀態是不斷研發擴展自己學有專精的領域，並在生活中進入健康療癒，如此可充分感受生命中每個片刻的充實與美好，這就是人生意義的所在。融入此狀態，就不會再質問人生的意義是什麼。

082 內核心呼吸，具有相當的靜心功效，
內核心呼吸帶動伸展，也可以說是「動態靜心」。

083 你不是你的頭腦，跟你的頭腦保持距離，
這個距離使你的覺知具有敏銳度，
也就是開放焦距專注的空間，
讓你能成為頭腦的主人。

084 內核心呼吸，
是一切身體動作的基礎。

085 運動結合內核心呼吸，能讓橫膈膜充分移動，
也就是增加換氣量，讓血液充滿氧氣，
才是真正有效的有氧運動。
任何運動沒有結合內核心呼吸，
很難達到有氧運動所期待的效果。

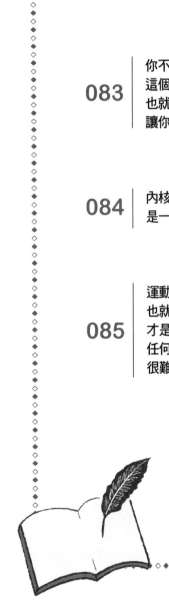

跟診筆記

18

我們身體中有一個微妙的平衡控制機制，
健康的人這個內在的平衡能力強，
受到生理期荷爾蒙變化的影響比較小。

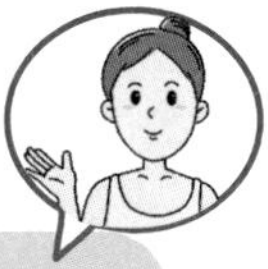

生理期頭痛劇烈

大約三十出頭、身材很瘦留長髮的女生，由男朋友陪伴來看病，她本來就有長期失眠及焦慮的問題，經由陳醫師的幫助已經停藥了，現在困擾她的是生理期一來就頭疼，很嚴重的頭疼，一定要吃止痛藥，三小時就必須吃一次，藥效一過就又疼了，所以生理期這三～五天的日子疼痛難耐，無法上班。

陳醫師解釋，女性荷爾蒙有安神作用，生理期中的荷爾蒙變化大，所以自律神經產生失調。養生茶飲：使用薄荷＋麥茶＋牛蒡，晚餐後飲用杏仁、黑芝麻，生理期時要多做拉筋運動，及內核心呼吸。

體內存在微妙的平衡

當病人出了診間，陳醫師特別教我：這位患者很瘦弱，身體虛，本來就有失眠症及焦慮症，因為生理期荷爾蒙的不平衡，連帶造成身體的影響就很大。如果一個人身心健康，有適度的肌肉，身體有彈性就不會因為生理期荷爾蒙的變化而嚴重影響到身體。我們身體中有一個微妙的平衡控制機制，健康的人這個內在的平衡能力就強，所以能耐壓，也不容易生病，所以我們必須加強身體的健康程度。

這個身體內在的微妙平衡機制是非常重要的，大部分的人失眠是因為自律神經失調，調整自律神經即可以改善失眠問題，如果直接給安眠藥，用壓制的方式，自律神經依然失調，而且愈壓愈重，藥必須愈吃愈多才壓得住，造成整體的失衡，問題沒解決而且更嚴重。

此外，社會上普遍存在一種觀念，是吃鈣片補骨，減少骨質疏鬆、強健膝蓋。這也是值得深思的方法。大量補充鈣片，破壞了體內微妙的平衡，身體還必須把多餘的鈣排出去，造成身體很大的負擔，有可能導致結石的問題。正確的方法是適度運動及曬太陽，尤其是支撐的動作，讓骨頭有負重，骨質密度自然會增加。多吃綠色蔬菜，綠色蔬菜讓體質呈鹼性、有豐富的鈣質，可進入骨質內，免於骨質疏鬆。如此的生活方式自然又健康。

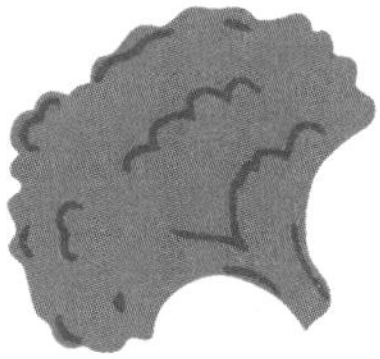

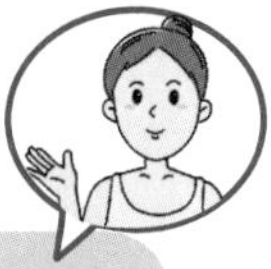

自律神經失調引起的膀胱炎

五十多歲的女性，經常有下腹痛伴隨血尿，在泌尿科被診斷為間質性膀胱炎，其原因為自律神經失調，交感神經過度興奮，當然最主要原因還是壓力（Stress）所引起，若是不減輕壓力是無法根治的。

因此，間質性膀胱炎的改善，必要學會下列方法：

①內核心呼吸：內核心呼吸是緩和自律神經最基本的方法。

②下腹部的拉筋伸展運動：最好請有經驗的瑜伽老師或皮拉提斯老師指導。

③全身性的拉筋伸展：周圍神經放鬆也有助於中樞神經放鬆，全身伸展必然會放鬆減壓。

其他，若喜歡唱歌也很好，正確的唱歌也是腹部的運動及呼吸。唱歌若是不用腹部，光使力於喉嚨及胸部，則會使聲帶及喉嚨易受損傷。

飲食方面，可以考慮蔓越莓、芹菜、牛蒡、玉米鬚、綠豆、薏仁。中草藥則有茯苓、茵陳等。

透過伸展、內核心呼吸及飲食的調理，再加上生活型態的調整，避免熬夜、生氣、過度忙碌等，病情很容易改善。

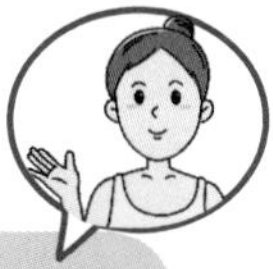

異位性皮膚炎

異位性皮膚炎是現代人經常碰到的問題，主要原因是人工添加物食品太多，尤其現代人講究飲食精緻、美味、方便等，使得天然的食物經過多重程序處理，變成可口的食品，流失許多天然的營養素。食品添加許多非自然的化學物，食用後會累積在人體內，導致各種文明病，包括癌症、自體免疫疾病、失智症等。

異位性皮膚炎是免疫疾病中，屬於第一型（Type1）的過敏疾病，當抗原（外物）入侵時，體內的淋巴球會產生抗體IgE（免疫球蛋白E）。IgE會附著在肥大細胞上，接著當抗原再度入侵身體時，抗原會與 IgE 抗體結合，使肥大細胞釋放出組織胺，而組織胺就是引起異位性皮膚炎主要原因。

如何改善異位性皮膚炎呢？首先當然多食用天然的食物，避免太多人工添加物的食品。每天可飲用天然蔬果打成的蔬果汁（約 350 至 500cc），充足的維他命 C，有抗氧化的作用，如此二個月就可獲得改善。

中草藥也能改善異位性皮膚炎，現今已知能降低 IgE 的產生者包括甘草、柴胡、當歸、澤瀉、大棗、桃仁、紫蘇等。其中紫蘇所含 Omega-3 相當高，可煮成紫蘇梅茶，改善異位性皮膚炎。

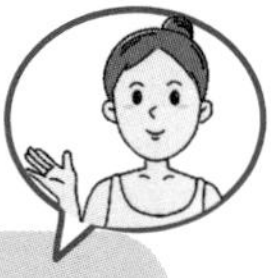

紅斑性狼瘡的飲食療法

紅斑性狼瘡的病例日益增加，很多人都為此病所苦。紅斑性狼瘡這是屬於自體免疫的疾病，即病人自己的淋巴球會攻擊自己的細胞。本來免疫的功能是用於保護自己的細胞，消滅外來的異物（細菌、病毒、毒物），但是由於自己細胞的變異，使得淋巴球誤認為細胞是外來的異物，而自己打自己，也就是攻擊傷害自己的細胞，從而產生自體免疫疾病。

自體免疫的疾病，依照其受損的器官組織而給予病名。肌肉纖維受損者，稱為「肌纖維痛症」（Fibromyalgia）。全身諸多關節受損者，稱為「類風溼性關節炎」（Rheumatoid Arthritis.；RA）。血管壁受損，引起全身紅色斑點者，稱為「紅斑性狼瘡」（Systemic Lupus Erythematosus；SLE）。以上三者是比較普遍的自體免疫疾病，它們有時候會交替並存。

自體免疫的治療，在自然醫學方面，利用蔬果昔（Smoothie）的方法，有非常好的成果。使用蘋果1個、奇異果1個、生白蘿蔔1／4、加些芹菜或綠花椰菜、牛蒡茶200cc，打成350cc蔬果昔，每天早餐後飲用，大約二個月後就會有所改善。

同時要避免加工食品、甜食、燒烤肉類、油炸物等，才能有效。尤其加工食品，被認為是自體免疫疾病增加的主要原因。

★為何要用生的白蘿蔔？因為白蘿蔔具有化學鍵S—H，可排重金屬，而且生的白蘿蔔活性比較強，皮膚病只要超過三個月沒好，就會形成慢性皮膚病，發病的狀態就會混亂掉，異位性皮膚炎在一些容易流汗皺褶的部位，有時會伴隨濕疹，症狀特別嚴重，而會痛的原因是因為抓破皮了。

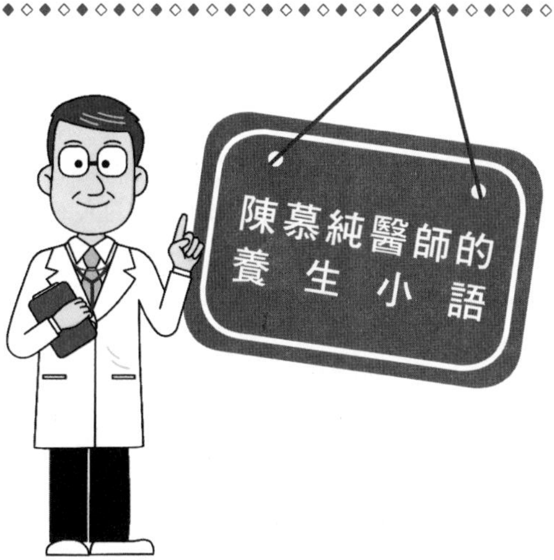

086 擁有健康快樂是人生最重要的課題，
擁有它們是一種能力，需要不斷學習培養，
不是天上掉下來的禮物。

087 藥物療法成為現代醫學的主流，但是有很多症狀，
可以透過飲食調理或呼吸伸展運動加以改善，
這說明了另類療法興起的原因。

088
當你每天都忙著瑣碎無趣的事情，
你也會變成瑣碎無趣的人。

089
頭腦的最高指令是快樂，當你不快樂時，
不要認同你的頭腦，是你把不快樂給你的頭腦。
當務之急是轉化不快樂為快樂，
將快樂給你的頭腦，讓你成為頭腦的主人。

090
開放焦距的專注，打開空間做更多的連結，
也就是不斷地正面學習，
不斷學習會累積不斷的快樂，
這是給頭腦最好的禮物。

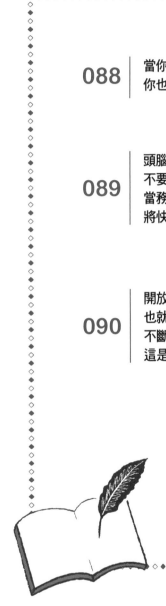

跟診筆記

19

陳醫師的診所裡，首先會建議病人
一定要做伸展訓練！
能夠增進身體循環及避免僵硬、老化。

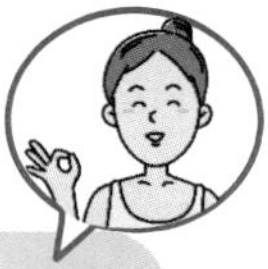

避免身體僵硬產生的疼痛問題

過了中年以後，全身筋骨痠痛是常見的毛病，到底是什麼原因呢？又要怎麼處理呢？這是門診經常碰到的問題。

筋骨痠痛的原因來自於欠缺肌肉訓練，我們在缺少肌肉的人身上發現，有的是肥胖但是欠缺肌肉，肥胖脂肪成為身體活動的負擔；但有的是身材消瘦，同樣欠缺肌肉，因此也顯得無力。

人是動物，要動才會有生命力，活動則是依賴肌肉來帶動骨架關節。近幾年來，肌肉訓練的重要逐漸受到注意，缺乏運動的人，幾乎經常筋骨痠痛。但運動也要適度，尤其肌筋訓練，伸展（Stretching）被認為是必修的課程，在陳醫師的診所裡，首先會建議病人一定要做伸展訓練。此可增進身體循環及避免老化。

病人由於筋骨疼痛，要求醫師給予止痛藥，但是止痛藥僅能於需要時短期服用，若長期服用將會傷害肝臟及腎臟，尤其現今腎臟受損的人很多，這也說明了台灣洗腎率高的原因。

另一個不好的習慣是服用類固醇（Steroid），它會造成骨質疏鬆、骨折、糖尿病等，但是偏偏有人會過度使用類固醇。至於中草藥使用，須特別注意不可摻有類固醇；尤其外表製成「黑藥丸」時，要注意其成分。陳醫師建議以養生茶的方式服用中草藥，也就是知道藥草成分，自己煎煮，即可避免食用到類固醇。食用中草藥，選擇比較接近食物的狀態及種類為佳，包括桂枝（肉桂）、生薑、紫蘇、川芎等，以及酌加金銀花、牛蒡。

最重要的還是伸展訓練，經常疼痛時可考慮做物理治療，合併作伸展訓練。當然，預防重於治療，年輕時就要多做伸展肌肉的訓練。

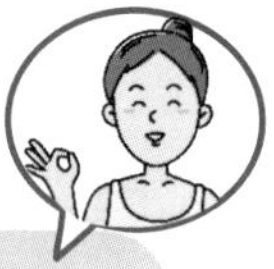

脖子肩頸肌肉僵硬影響五官機能

診間進來一位三十來歲的太太，帶著從彰化特別北上來看醫生的媽媽，這個媽媽骨架很大，手腕、腳踝都很粗壯，是個非常純樸的婦女。她主訴失眠、脖子緊、有耳鳴，曾經內耳打針治療十次都無效，頭部一移動就會頭暈，眉頭深鎖。

陳醫師要我看她的脖子後面，非常僵硬，而且有一團肥厚的鼓起，表示她的頸部迴圈很差。我檢查她的肩膀也非常僵硬，在幫她按壓肩井穴時，她說很痛，但整個人開始輕鬆起來。我教她女兒如何幫母親按壓這個穴位，並且做簡單的肩頸部按摩。這位樸實的媽媽一直握住我的雙手表示感謝。

接著陳醫師建議我教她肩頸伸展的要領，同時要配合內核心呼吸。一般肩頸僵硬的人，長期使用胸式呼吸，若沒有將胸式呼吸改為內核心呼吸，症狀不會改善。

我們經常看到肩頸僵硬的病人，到處接受按摩、針灸、熱敷，但都只有短暫的效果，根本的原因在於沒有改掉胸式呼吸的習慣。

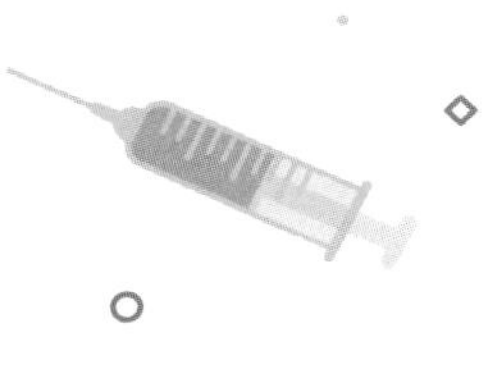

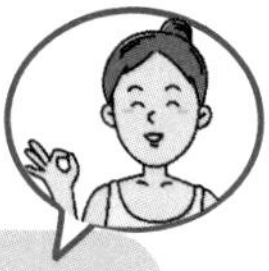

突發性的內耳中風

在我們的 Line 群組裡有一則留言：請問陳醫師，我昨天突然得了左耳突發性耳聾，一覺睡醒就天旋地轉，左耳幾乎聽不見，這跟自律神經有關係嗎？有什麼方法可以改善？

陳醫師解釋說，這種現象往往是來自頸部動脈血流到內耳（腦部）的不足所引起，主要的原因是頸動脈硬化，再加上平常使用胸式呼吸，肩頸肌肉也會僵硬，亦是原因。急性發作的時候，須到大醫院神經內科做詳細檢查，包括頸動脈超音波、電腦斷層等。

預防重於治療，基本上平時飲食要避免引起動脈硬化的食物，多做肩頸伸展，避免胸式呼吸，學習內核心呼吸，以安定自律神經、改善微循環。

養生茶喝牛蒡＋薑黃或肉桂。更必須避免高血壓、肥胖、糖尿病等危險因素。

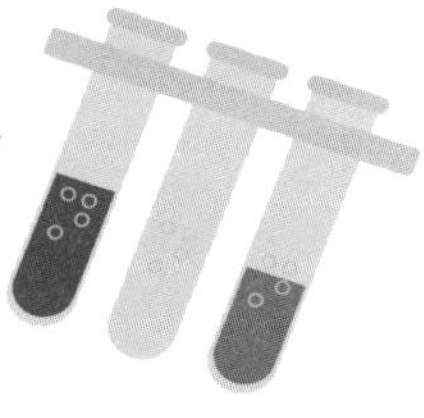

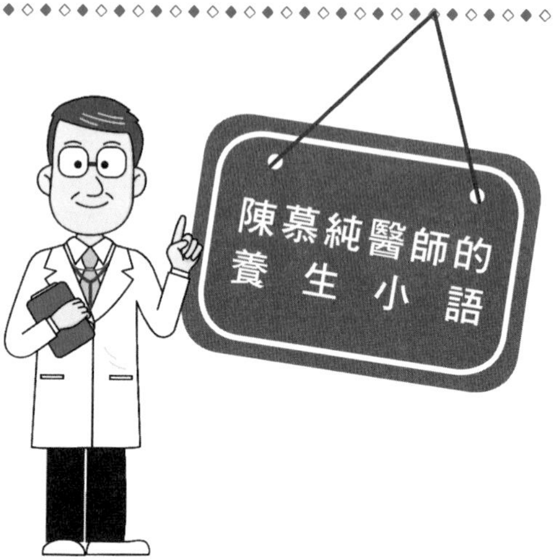

091 全然投入是真正快樂的條件，
這必須不斷地學習與創意，
能在工作中結合，更能感受人生的充實。
全然投入不是埋頭苦幹，它缺少創意與快樂，
並且帶來抱怨與痛苦。

092 任何的工作，能夠結合健康快樂，
也就能夠結合療癒，能幫助別人，
同時也能幫助自己。

093 全然投入，運用深度的內核心呼吸，
打開感受的空間，讓正面能量暢流，
能夠減少各種苦痛，度一切危厄。

094 文明病包括糖尿病、高血壓、動脈硬化、癌症、
巴金森氏症、失智症等等的病因，
被認為來自慢性發炎。
當身體沒有把留在體內的代謝廢物排除出去，
而讓廢棄物不斷增加，身體會產生發炎反應，
隨著時間延續成為慢性發炎。

095 醫師沒有引導病人走向健康，
就像法官審理案件，沒有伸張正義。

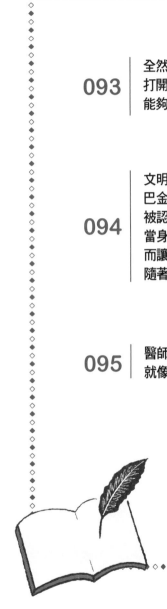

跟診筆記

20

避免濫用安眠藥，陳醫師認為病人須透過身體的伸展、內核心呼吸、靜心，再加上生活型態的改善，才能真正解決睡眠問題。

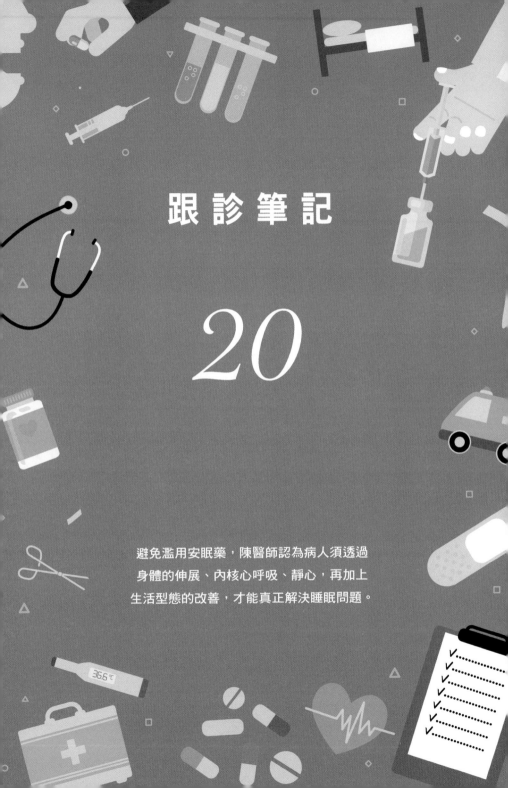

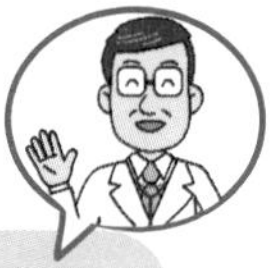

吃藥只是改善症狀，改變身體才能真正痊癒

在陳醫師診所裡，經常可以聽到病人提出一些啼笑皆非的問題；懶得運動的人會問：有沒有藥物吃了可以不必運動？懶得學習（挑戰頭腦）的病人會問：有沒有藥物吃了會變得比較聰明？甚至荒謬的是，竟然有人問說：有沒有藥物吃了就可以不用吃飯？

目前由於醫療科學過分的誇大其治療功效，造成人們以為現代醫療如同鬼斧神工，甚至醫藥學家，也有如此想法。十多年前，有醫藥學家主張「已經有藥物可以帶來快樂」，後來才發現並沒有這回事。快樂還是必須透過學習才能達到的。

現今世界成人約有三分之一的人，為失眠所困擾，但是安眠藥是不是就有辦法治療失眠呢？其實安眠藥的使用仍舊充滿爭議。陳醫師認為病人還是要透過身體的伸展、內核心呼吸、靜心，再加上生活型態的改善，才有辦法解決睡眠的問題，將全部的希望賭注在藥物上並不正確。甚且大眾長期習慣服用安眠藥，當進入高齡化社會後，失智症將成為社會的一個大問題。再者，目前醫藥學家發展出治療失智症的藥物，成果並不理想。

陳醫師認為一旦罹患失智症，盼用藥物去治療，希望不大。必須提早預防失智症，平時就要多注意頭腦的保健、多運動、正確飲食、多挑戰頭腦學習新事物等，才是正確之道。

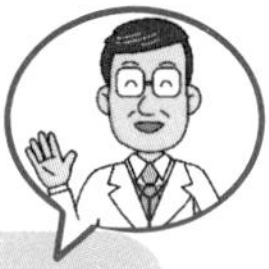

「靜心」在心，不在儀式上

療癒疾病是需要透過學習去改變、成長的過程，藥物的利用僅是方便的捷徑，若是沒有透過學習去改變身心的狀態，真正療癒效果會是相當有限的。要改變身心狀態，先要建立良好的生活型態，倘若不建立良好的、健康的生活型態，光靠藥物是幫不了忙的。一個人如果天天大啃豬腳、牛肉，再靠服用降膽固醇的藥物，這是相當荒謬的行為。話說回來，人們為什麼不改變生活壞習慣，而偏偏只依賴藥物呢？乃因為人們求捷徑、求方便的心態，放縱自己的口腹之慾，不願學習。其實學習會帶來改變，也會帶來趣味，如此可達成身體真正的痊癒，從此擺脫藥物。

靜心（Meditation）是讓頭腦清明、情緒穩定的最好方法，然而懂得靜心的人依然是少數，尤其在自律神經失調人數與日俱增的現代，更需要提倡靜心的學習。

很多人為了心裡平靜而求助於宗教，希望減少生活上及疾病的困擾，然而宗教信仰一旦流於形式，只要求信徒從早到晚念經，或要求信徒三步一跪、五步一拜，只怕導致身心俱疲。

把重點轉移到靜心是最重要的，靠宗教信仰祈求心靈平靜之際，一定要透過靜心的學習，避免流於形式的宗教活動，耗費心神卻無法激起生命的活力。活在當下，隨時正確用心（Right Mindfulness）是目前公認最好的靜心方法。

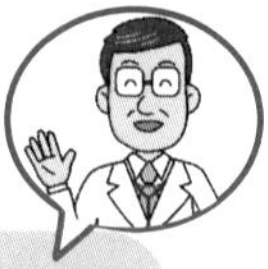

從想跳樓到會跳舞

有一次某個患者竟然帶了七位朋友來診所，這些朋友很驚訝她的病為什麼好得那麼快，所以大家相約一起來看醫生。這位患者是非常瘦小的中年婦女，她本來有憂鬱症、糖尿病、長期失眠，還要照顧一個智能障礙的兒子。她朋友說她原本好像快活不下去的樣子，現在卻心態大轉變，對生命開始有信心，並且到處跟朋友推薦陳醫師。她們形容這位患者彷彿從想跳樓不想活的心境，轉變成開朗有心情跳舞的人。

可知，陳醫師鼓勵病人，一直給病人信心及希望，讓他們重新找到活下去的生命毅力及內心支持，同時不開立身心症疾病的藥物，避免抑制患者的生命力，這樣也幫助病患容易重新燃起內心的熱情與活力，身體自會產生免疫力與再生能力。

看到她在診間熱心地招呼朋友，相比她早前剛來門診的模樣，實在判若兩人！我真高興她的轉變，陳醫師說：「她幫助朋友的好心腸，也燃起她生命的熱情，幫助別人其實是在幫助自己。」

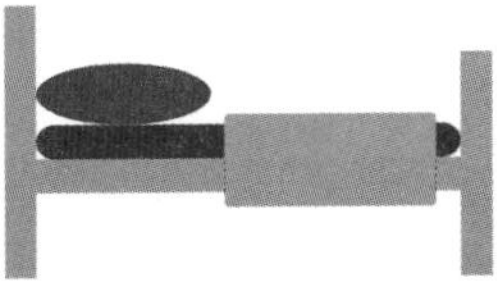

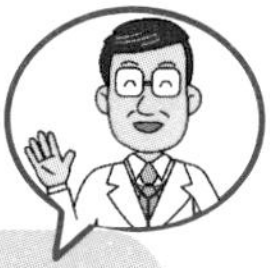

避免濫用降膽固醇藥

有位病患的膽固醇偏高，每次大吃大喝後，他就把降膽固醇的藥當作解藥，如此他就可以繼續沒顧忌吃喝，這種觀念非常不正確。膽固醇數值偏高代表什麼？而濫用降膽固醇的藥物對身體會有何影響？

膽固醇偏高的原因，一方面可能來自於過度攝取動物性脂肪，另一方面可能來自於體內脂肪代謝不良。膽固醇數值偏高，往往被認為容易引起動脈硬化症，從而引發各種文明病。其實，總膽固醇值如果在 300mg/dl 以下，不必急著服用降膽固醇藥物。可以先考慮飲食療法，少吃動物性脂肪（紅肉、牛奶），多吃蔬菜、堅果、低醣水果。

降膽固醇的藥物，一般統稱為Statin，雖然降膽固醇的效果很好，相對地，也有相當的副作用。包括引起糖尿病、肝功能異常、關節炎或氣管炎，甚至有引發癌症的可能。

因為Statin會干擾粒線體（Mitochondria）的呼吸鏈（Respiratory Chain）的功能，粒線體功能降低，會驅使細胞衍生成癌細胞的傾向。

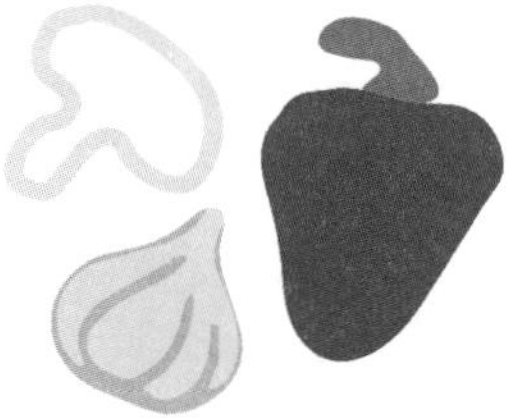

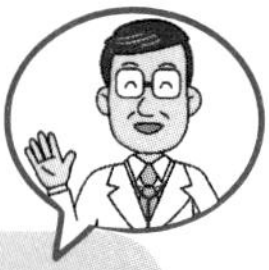

避免濫用止痛藥

在台灣的醫療院所對於類固醇及止痛藥，這兩種藥物有濫用的傾向。它們反而是讓人生病的兩大元凶，醫生只要聽病患說哪裡痛，就一定開止痛藥，所以止痛藥幾乎是家家戶戶必備的藥品，濫用止痛藥會產生很多健康問題。

在台灣洗腎人口密度堪稱世界最高，其主要的原因，在於止痛藥使用氾濫。民眾到藥房購買止痛藥太方便了，止痛藥在治療感冒、關節痛、頭痛的廣告相當多，臨床醫師門診處方也有偏多的傾向。

其實，止痛藥一般用於急性疼痛，若是慢性疼痛，不但效果有限，反而累積諸多副作用，常見引起的副作用有：

①傷害腎臟，引起腎功能衰竭。

②傷害肝臟，引起肝功能異常，到肝臟急性壞死。

③傷害胃黏膜，引發胃出血。

④抑制血小板凝集，引起出血傾向，包括腦出血、痔瘡出血、消化道出血、內臟出血、皮膚瘀血。

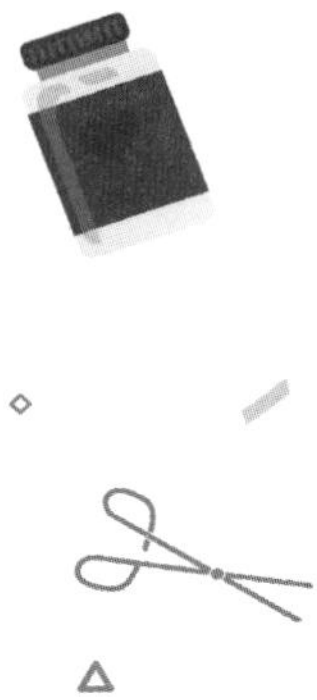

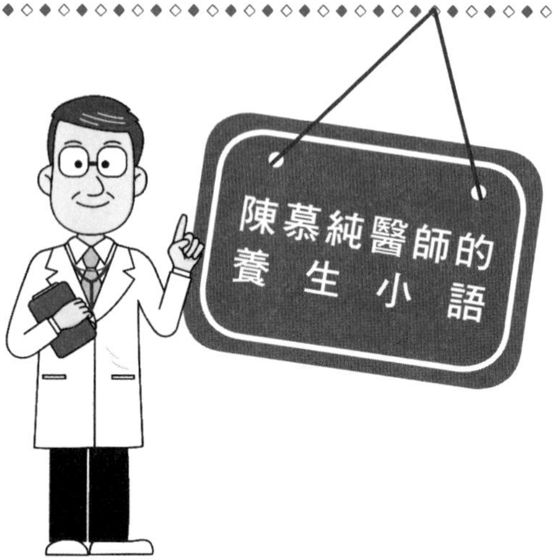

096 需求與希望讓人們的生命力往前邁進，當你用欲望推動，它是狹隘焦點，會帶給你身心的壓力與病痛。
但是當你用願望推動，用的是開放焦點，
它會帶給你自在與喜悅，也活得健康快樂。

097 醫師在醫學院沒有學到健康是什麼，
就像法官在法學院沒有學到正義是什麼。

098 身體猶如弦樂器，深前線筋膜是主要的弦，
用內核心呼吸演奏樂器，會讓深前線更能順利震動，
讓音量更大、音質更美，生命也更喜悅快樂。

099 人體的呼吸包括外呼吸與內呼吸。
外呼吸指的是透過肺泡，氧氣進入血液的紅血球，
二氧化碳由紅血球進入肺排出。
內呼吸指的是透過微循環，氧氣由紅血球進入
細胞，二氧化碳由細胞進入紅血球。
內核心呼吸同時可以改善外呼吸與內呼吸。
一方面活化橫膈膜，增進外呼吸效率；
一方面活化微循環，增進內呼吸效率。

100 忘我跟忘了我是誰完全不同。
「忘我」指的是沒有我執（Ego），因而心靈自在，
不為外物所奴役，隨時隨地都充滿喜悅。
「忘了我是誰」指的是我執不斷膨大，心靈狂妄自
傲，貪圖外物名利，隨時隨地都充滿躁動與暴力。

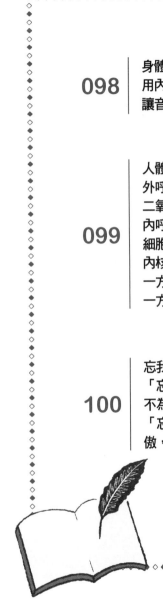

跟診筆記

21

內核心呼吸就是內臟呼吸，
通過內核心肌群的呼吸運動，啟動內臟的循環，
可以消除內臟脂肪，增加內臟幹細胞的再生能力。

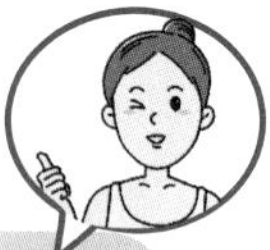

膽管瘤不見了！

今天在呼吸課上課前，校長先生跟我說他昨天的檢查報告：「膽管瘤竟然不見了！」連他的主治醫師都嚇了一跳，粗糙的脂肪肝也變得平滑，他的主治醫生很好奇，他到底做了什麼事？

校長先生有脂肪肝，而且肝臟超音波照出肝臟表面粗糙，在膽管裡面有一個0.3～0.5公分的腫瘤，醫生評估肝臟有硬化的可能性，擔心引起癌症，而且也怕膽管腫瘤變大，所以每半年追蹤肝臟超音波檢查，這樣的檢查已經有三年多了，醫生說不要惡化就算是很好了，若不幸膽管瘤長到1公分就要馬上開刀切除，沒想到卻神奇地消失，創造醫學奇蹟。

我們的呼吸教室位在台北市，校長先生住在基隆，每星期一、三、五都能見到他來教室練習呼吸及伸展運動，而且他在家裡自己也會反覆鍛鍊，非常用心認真。他和我們分享時提到，自從來上呼吸療癒課程後，攝護腺的問題自然好了，也解決膀胱無力及頻尿的問題，所以他才大老遠從基隆來上課，持續半年的時間就有如此成果，確實一分耕耘一分收穫。

陳慕純醫師分析，內核心呼吸讓微循環變好、幫助肝膽排毒，橫膈膜帶動內臟的呼吸運動，可消除內臟脂肪。

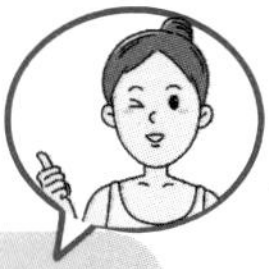

內核心呼吸消除內臟脂肪

由於現代人飲食過剩、缺乏運動，代謝緩慢毒素累積等因素，使得內臟脂肪容易累積。而內臟脂肪，依據日本東京大學醫學博士春山茂雄的說法，「內臟脂肪就是成長緩慢的癌」，它有很高的生理傷害。

- 分泌三十多種脂肪毒素
- 引起癌症，尤其是前列腺癌及乳癌
- 引起糖尿病

- 血壓升高、血栓、動脈硬化
- 分泌令人無法節制食慾的物質
- 降低免疫力
- 使壞膽固醇增多

內核心呼吸就是內臟呼吸，因為內核心肌群就包圍著內臟器官。通過內核心肌群的呼吸運動，可以啟動內臟的循環，不但消除內臟脂肪，還能透過副交感神經的活化，改善內臟筋膜的環境，增加內臟幹細胞的再生能力。當然內核心呼吸對於腸胃機能也有改善，胃食道逆流、大腸急躁症、潰瘍性結腸炎等都有幫助。

內核心呼吸

↓

啟動內臟（胃腸
肝膽脾腎）的循環

↓

可以消除內臟脂肪
增加內臟的再生力

↓

胃腸內臟的再生力、
功能的回覆、
胃腸蠕動的調整

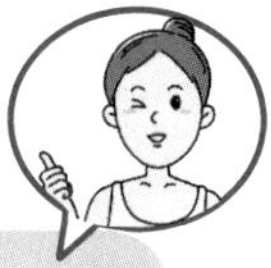

腸胃處方

今天有位七十多歲的男性病人，主訴失眠及腸胃問題已經困擾多年，希望陳慕純醫師能替他想想辦法改善，因為他自己發覺長期服用腸胃藥及安眠藥並無效果。

陳醫師分析腸胃問題和失眠問題息息相關，因為血清素3／4由腸子分泌，長期吃腸胃藥使腸子放鬆無力，無法正常活動，腸胃功能反而降低，也會導致腸黏膜減少。陳醫師給了下列建議：

1 紓壓：腸子內有一億個神經細胞，腸子很敏感，有壓力通常先反應在腸子，所以有些人一緊張就拉肚子，首先必須減少緊張的生活型態。

2 在放鬆的情況下用餐：放鬆的時候，副交感神經運作，血液才會流到腸胃，如果在緊張、用腦、生氣的時候，吃飯是非常不好的，腸胃缺氧運作，會造成腸胃症狀。

3 飲用牛蒡＋麥茶的養生茶：牛蒡茶可以養肝，麥茶可以提升腸胃功能，早上煮起來1000cc，整天帶著喝，並可補充水分。

4 內核心呼吸及伸展運動：調整自律神經，改善腸胃中血液循環，幫助腸胃蠕動、提升腸胃機能。可改善腹腔空間及腹部內臟器官的彈性。

5 增加腸胃黏膜的食物：多食用這些食物可以增加腸黏膜，保護腸胃，提升腸胃機能。包括：杏仁、麥茶、陳皮、秋葵、芋頭、海帶、山藥。

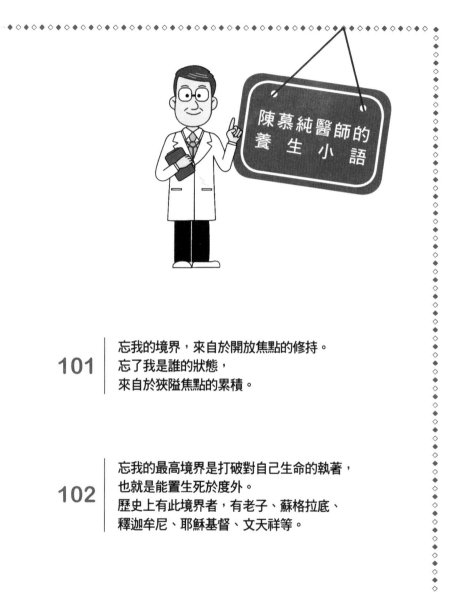

101 忘我的境界，來自於開放焦點的修持。
忘了我是誰的狀態，
來自於狹隘焦點的累積。

102 忘我的最高境界是打破對自己生命的執著，
也就是能置生死於度外。
歷史上有此境界者，有老子、蘇格拉底、
釋迦牟尼、耶穌基督、文天祥等。

103 慢性疼痛的藥物治療，效果非常有限。
守住內核心呼吸，讓身體細胞充分休息，
配合適當的飲食，相信病情可以漸漸好轉。

104 內核心呼吸是深度的腹部呼吸，也可以說是
內臟呼吸。臨床上已經有很多成功的案例，
可以說是呼吸療癒。我們推廣呼吸療癒，
就好像古代道家的作法，古今方法多所雷同，
但是現代更符合科學及醫學原理。

105 改變任何的思考、情緒或行為，都需要透過學習。
因此，一直指責批判他人，只會傷人，
對於他人並沒有任何幫助。
真正幫助的方法是，經由開展正面學習的機會與
空間，並必須自主性地學習才會有真正的改變。

跟診筆記

22

內核心呼吸一方面可以促進腦脊髓液循環，

一方面又活化副交感神經，

帶來深度睡眠讓腦細胞再生。

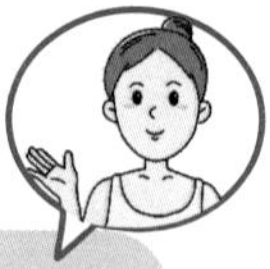

長期失眠會讓腦細胞退化

日積月累地跟著在陳醫師旁邊聽診，慢慢也學會分析和歸類的方法了，今天的病人敍述的症狀，很多都是手會顫抖，或手指很緊，頭部一樣有症狀，例如：脖子緊、頭部張力大、掉頭髮、飛蚊症、耳鳴、頭部悶悶的老是不舒服等等，還有心律不整、有時心跳過快的問題……

其中，六十多歲的男性，主訴他每天睡二個多小時就會醒過來，醒過來就睡不著了，早上手很抖、無法寫字；五十多歲的家庭婦女，主訴失眠、手指很緊，有飛蚊症、耳鳴；另一位職場幹練的女性主管，主訴長期失眠，有時心跳過快、心律不整，看遍了各大醫院，檢查都未發現問題。

這樣的案例，就是自律神經失調，引起失眠，長期失眠會使腦細胞退化，如此造成惡性循環，讓自律神經失調加重病情，這些所有病症只要睡得好就沒問題了。服用止痛藥、類固醇，身體會反彈，最好避免吃這類藥物。

深度睡眠讓腦細胞再生，長期睡不好，會影響腦部，甚至導致失智症。幾乎所有的病症都因為自律神經失調的問題，所以要做伸展拉筋、內核心呼吸、可多吃堅果、晚餐後喝杏仁茶安神、白天喝牛蒡茶飲。

用自然養生的方法並配合藥物控制，慢慢的身體就會痊癒。陳慕純醫師分享：曾經有一位四十多歲的舞蹈老師，服用安眠藥二年多，直到二個月學會了內核心呼吸，就不用吃藥了，因為舞蹈老師本來身體就有彈性，只要練好呼吸就可以了。

內核心呼吸幫助腦脊髓液循環

內核心呼吸藉由骨盆及薦椎骨的運動，透過脊椎，帶動蝶骨及腦脊髓液循環。

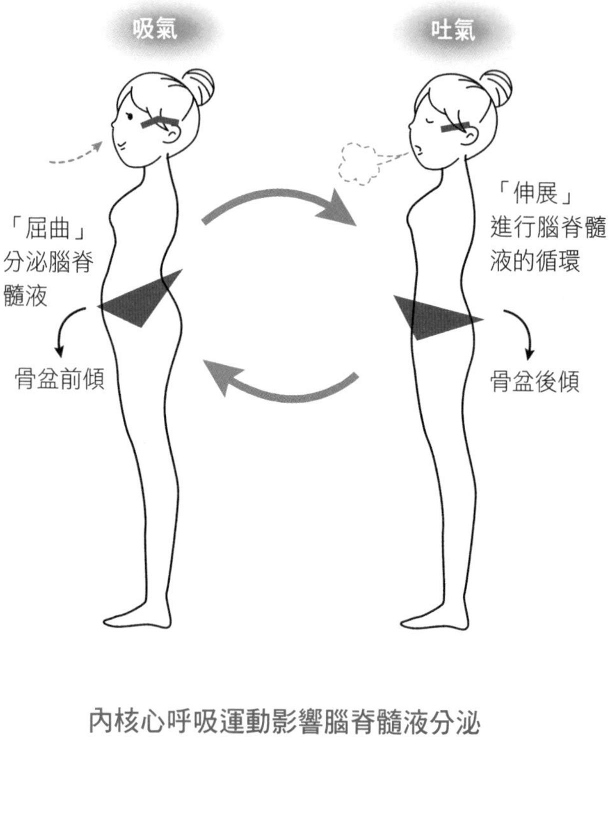

內核心呼吸運動影響腦脊髓液分泌

蝶枕骨基底部結合處的活動

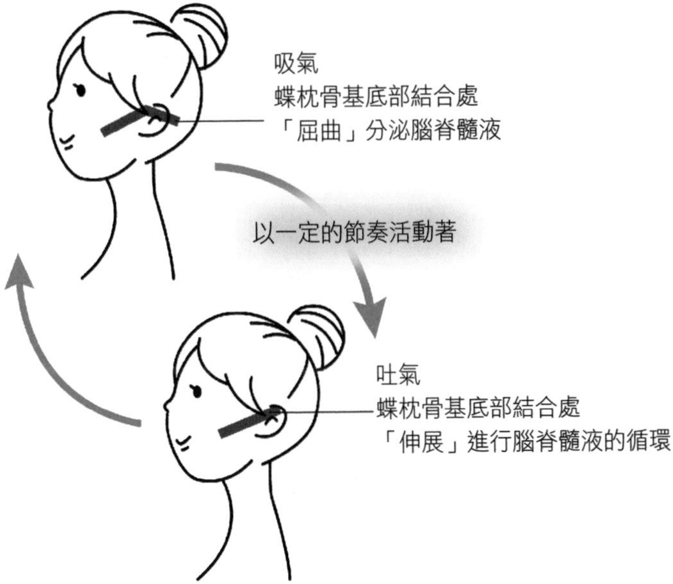

內核心呼吸淨化腦脊髓液

人們白天用腦，腦細胞代謝產生各種廢棄物，在晚上深度睡眠時，腦脊髓液會清洗這些腦細胞廢棄物。因此，睡眠障礙的人，會影響腦細胞廢棄物排除，以後可能導致失智症或其他腦退化的疾病。

內核心呼吸一方面可以促進腦脊髓液循環，幫助淨化腦脊髓液，一方面可以活化副交感神經，帶來深度睡眠，促進乾淨的腦脊髓液清洗腦細胞的廢物，有助於防止失智症。

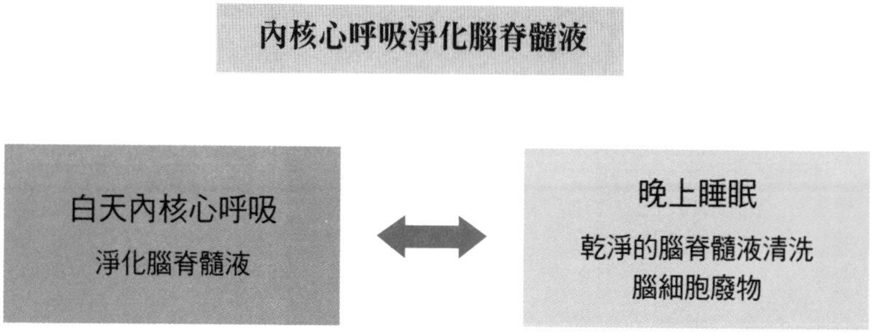

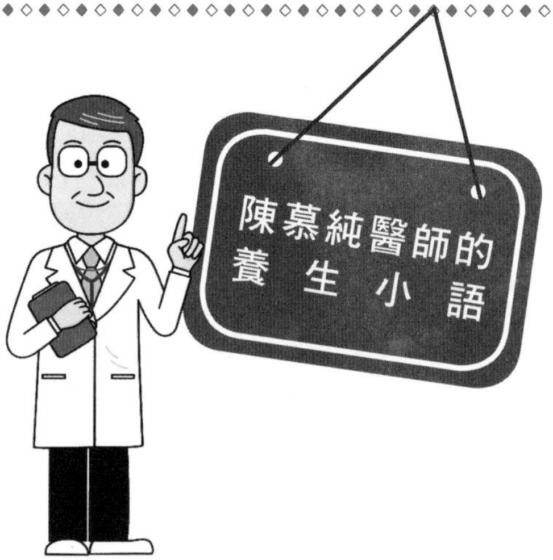

106 深度的呼吸與深度的睡眠是相關聯的。
啟動內核心呼吸的深入狀態，可穩定自律神經、穩定情緒、提高專注力，就會有深度的睡眠。

107 任何的文藝作品，要能令人感動，也就是啟動情緒與自律神經，才算有深度。任何的運動，要能調控自律神經，順暢心情，才算有意義的運動。一篇文章如果僅有華麗的詞藻，內容空洞，那是膚淺的。任何運動，例如舉重，如果沒有配合深度的呼吸，那也是表面的把肌肉壯大，對健康沒有多大幫助。

108 我們經常遇到無法溝通，不聽建議，墨守成規的人，
心理學家以個性固執來解釋，這對於
瞭解真相沒有幫助。腦科學家認為頭腦不再學習，
不再接受挑戰以後，它就失去溝通、瞭解，
與改變的能力，這種觀點可以讓人認識真相、
啟動學習，就能成長，改變固執。

109 往事就像消逝的流水，當你一直捕捉它，包括懷念、
後悔、期待等，會讓你流失當下，感到孤單。
當你能夠充分感受，生命當下如流水般的律動，
享受生命的存在與美麗，你就能活在當下
並讓生命更加充實。

110 充滿回憶的人，無法讓世界更加美好，
只有能把握當下，正面精進的人，
才能讓世界更加美好。

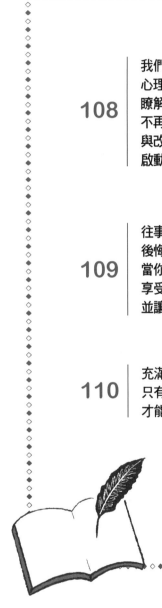

跟診筆記

23

內核心呼吸運動，

提升細胞含氧量，身體自癒力 UP ！

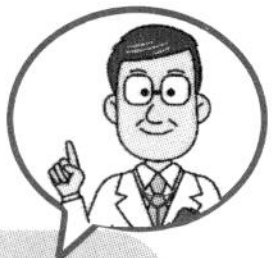

呼吸療癒的重要性

為什麼透過內核心呼吸，可以啟動自癒力呢？為何有氧運動、氣功、呼吸練習等，被稱為有提升自癒力的作用呢？當氧氣充足時，人體細胞會有什麼改變？

人體細胞內有特別的構造「粒線體」（Mitochondria），它是進行檸檬酸循環（TCA Cycle；Tricarboxylic Acid Cycle）的地方，也就是利用一個分子的葡萄糖與氧分子，可以產生能量36個ATP，因此粒線體愈發達，能量供給愈充足，就好像發電廠的發電力充足，不會電力不足。

不同健康程度的人之中，一個細胞中粒線體的數量差異非常大，從二、三個，到有一、兩千個粒線體。內核心呼吸可以提高粒線體數量。

當粒線體功能衰敗時，細胞的新陳代謝就會出現障礙，尤其當粒線體幾乎被破壞時，正常細胞就可能轉為癌細胞，因此，如何讓氧氣能充分供給細胞，成為提升身體健康素質的重要因素。

當氧氣供給充足時，細胞內的粒腺體不但發揮其產生ATP的功能，粒線體還會分裂增加數量，就是身體氧氣增加時，粒線體會增加，身體的能量提升，新陳代謝功能增加，因此正確呼吸非常重要。

講究幹細胞再生的現代醫學，不可忽略粒線體的角色，白天有充分的呼吸運動，晚上有充分的睡眠，幹細胞再生能力才能充分發揮。

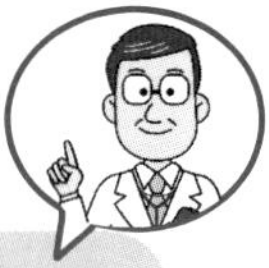

呼吸運動可以防癌

呼吸運動是什麼？廣義的呼吸運動是增加身體含氧量的運動方式，我們平常所說的激發心肺功能運動，其實反而是缺氧運動，激發心肺功能強調提升心肺功能，讓心跳極快速度跳動，容易引起血液供氧不足，曾有人因此腦部缺氧，倒地不起而變成植物人。所以呼吸運動可以說是運用全身每個細胞的呼吸方式，身體跟呼吸有和諧的共振狀態。

癌症與內核心呼吸運動的關係圖表

癌症體質	內核心呼吸運動體質
體溫低、免疫力降低	體溫高、免疫力提升
肌肉量少	肌肉量多
呼吸效率低	呼吸效率高
胸式呼吸	內核心呼吸
細胞呼吸效率低	細胞呼吸效率高

身體壓力大 身體穩定性低 腦的反應力低	身體壓力小 皮膚電阻提高、增加身體穩定性 腦的反應力提升、腦波和諧共振
快速老化	老化速度慢
酸性體質	鹼性體質
膽汁分泌少	腸胃功能強、膽汁分泌量多（代表排毒能力強）
喜歡糖	打通經絡、穴道，睡眠品質好

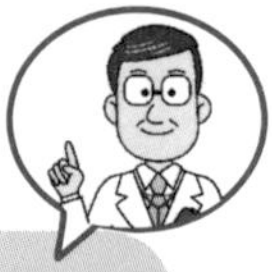

內核心呼吸運動改善微循環

在人體的心血管循環系統，動脈占11.5%，靜脈占14.5%，毛細血管占74%，動脈與靜脈的循環，主要依賴心臟跟全身肌肉收縮而進行，然而微循環卻需要藉著內核心呼吸（內臟呼吸），調控自律神經才能順利進行。

當交感神經興奮的時候，導致微血管前端括約肌收縮，因此微循環血液流通不足，細胞呈現缺氧狀態。透過內核心呼吸，使括約肌舒張，微循環血液充足，細胞呈現有氧狀態。

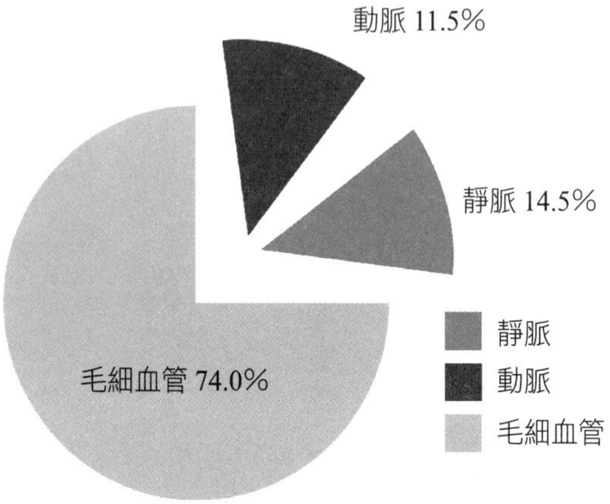

血管系統

毛細血管占身體血管 74%，所以毛細血管是身體最大的運輸系統。

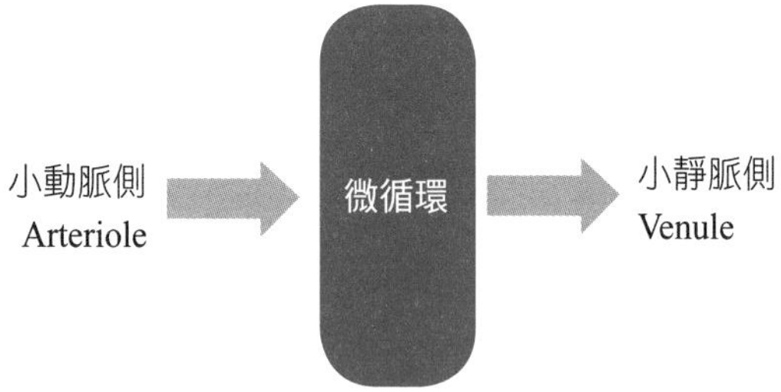

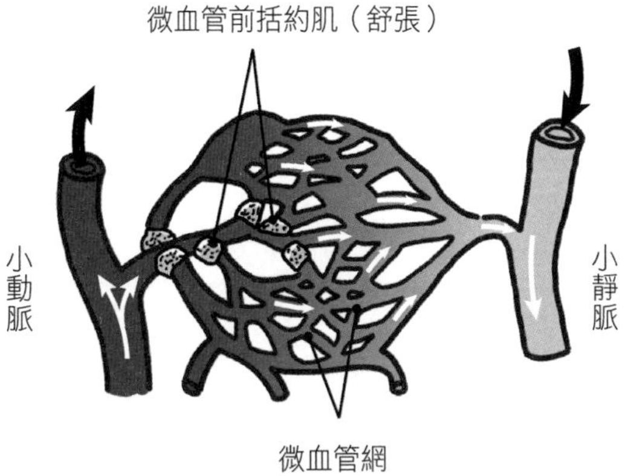

微循環順暢，細胞不缺氧

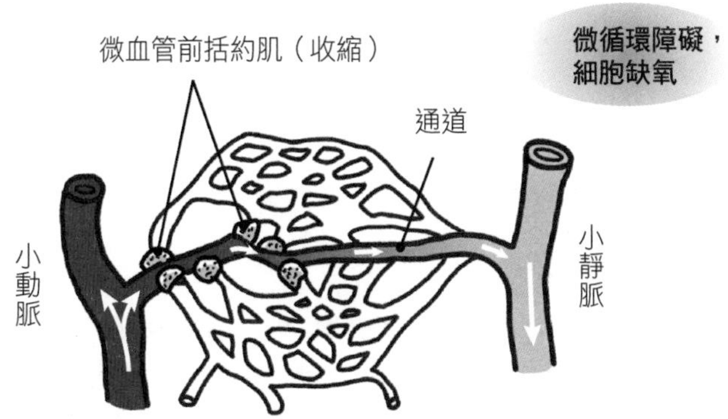

自律神經失調，內在交感神經活性持續維持興奮狀態，使小動脈側的微血管前括約肌收縮，形成微循環障礙。

微循環障礙

我們很明顯可以看出微循環障礙的三大原因：

①自律神經失調，持續的壓力沒有改善；

②淺短的胸式呼吸，肺的換氣不足；

③肌肉僵硬，肌肉跟血管都缺乏彈性。

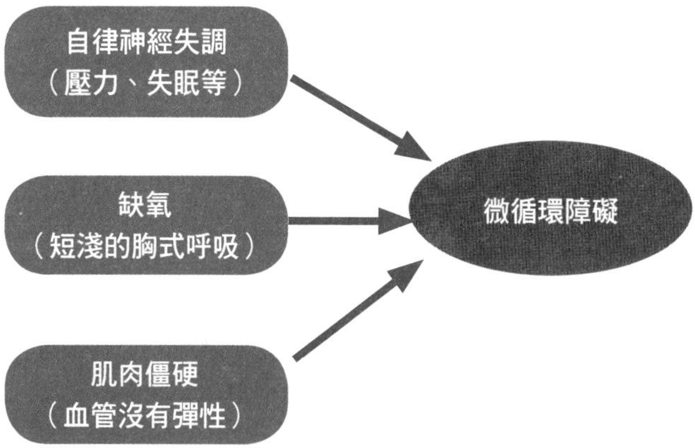

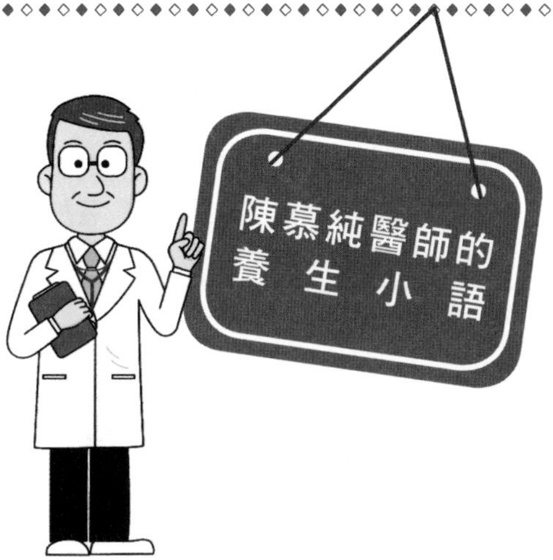

111 孩童都有好奇心，以玩味的態度，不斷地向未知的世界探索，這些天真的感受力，到了中年很多人流失，到了老年更是所剩無幾。中老年人若能懷有好奇心，不斷學習，將趣味融入生活與工作，必定能拾回孩童的天真，也可免於憂鬱症或失智症。

112 正面工作或職業，會累積正面能量，敬業的人會成為快樂的人。工作唯利是圖或敷衍懶散，會磨損自己，成為不快樂的人。

113 有正面的工作，認識正面能量的人，
不斷學習正面的知識與智慧，
會讓生活充滿喜悅，造就有意義的人生。

114 沒有生病，並不代表健康，
沒有不快樂，並不代表快樂，
健康快樂是動態的，必須隨時精進成長，不進則退。

115 快樂有相當的內涵，快感來自多巴胺（Dopamine）；平靜來自血清素（Serotonin）；溫馨感來自催產素（Oxytocin）；幸福感來自腦內啡（Endorphins）。醫療臨床上使用抗憂鬱藥物來增加血清素，並沒有使病人快樂，原因就在這裡，真正的快樂不是靠吃藥，必須自己去探索生命的快樂、平靜、溫馨及幸福。

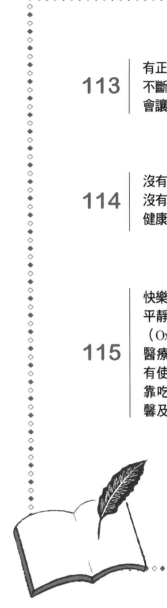

跟診筆記

24

「頭腦比你先知道」，它運轉不停，是不容易
被你掌控的器官。唯有啟動正面情緒，
可以帶動正面思考，是使用頭腦最好的方式。

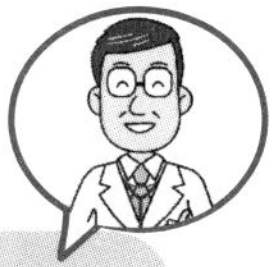

不要認同你的頭腦

在診所裡，常聽到病人抱怨頭腦的負面思考轉個不停，也可以說是頭腦不聽指揮，沒辦法安定下來，為什麼會有這種現象呢？

陳醫師這樣解釋：頭腦的訊息連結猶如高速公路，可說是一部自動化機器，不停地運轉。試圖去壓制思緒，往往徒勞無功。例如，靜坐的時候，若一味地想著要停止思考，是不會成功的，透過深度的內核心呼吸，隨著呼吸節奏的調適，感覺呼吸的律動，思緒就可以緩慢下來。像蘇菲（Sufi）旋轉，利用身體規律地轉動，思

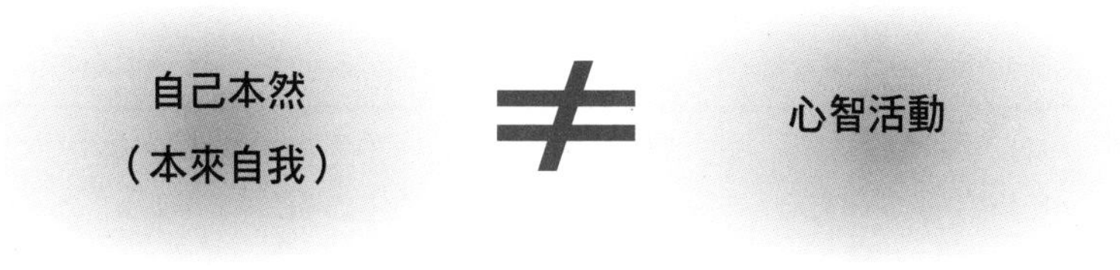

緒也會緩慢下來。

頭腦的資訊傳輸快速，總是比身體的動作來得快，思緒出現可不會經過你的同意，思緒的浮現往往跟你的本意背道而馳。腦科學認為開放焦距，保持覺察（**Awareness**）是調控頭腦（心智）最好的方法。覺察自己本然（本來自我），不認同自己的心智活動（思緒），稱為區辨力（**Discernment**），簡單地說，「你不是你的頭腦」。

隨時隨地對自己的心智活動保持覺察，如果不對自己的心智活動保持覺察，快速的心智活動會成為你的主人，你就會容易失控！這說明了為什麼現代文明世界，精神狀態失序的人那麼多。

當不認同自己就是頭腦，就可以開始學會不受頭腦牽制，也就是自己學會駕馭自己的頭腦。你對於問題發生的認知，會了解重點在於對事件的感受與態度，而不在於事件本身。譬如跟女朋友分手導致心情惡劣，女朋友的事是你無法掌控的，但是你能掌控你的思緒，讓不如意的事如流水而逝，你可以轉而專注於讓你快樂投入的事物，如唱歌、跳舞、氣功、打球、繪畫。自然而然不如意的事就會隨風而逝。

如何面對善變的頭腦

身為人類，最特別的是頭腦，頭腦有個特性就是「喜新厭舊」，這也是人性的特點，換句話說，喜新厭舊也是每個人都需要面對的人性問題。

如何面對頭腦的這種特性呢？你自己早該有心理準備，可以先觀察自己，其實，自己本身就是喜新厭舊的，但是重點在於，你的喜新厭舊用在什麼地方？什麼情況？

譬如說，結婚後，你喜新厭舊，有了外遇，這使婚姻亮起紅燈。在美國，外遇情形約占百分之七十以上，問題相當嚴重，造就高離婚率。台灣目前離婚率也高，外遇比例不少，其次為婆媳問題。

觀察周遭的人，如果他的工作是例行工作（**Routine Work**），即幾乎沒有變化的工作，這對頭腦當然不好，這樣子的工作會使人變得死氣沉沉。但這也要看人們用什麼樣的心態去面對例行工作，例如：郵局櫃台人員是例行的工作性質，但是有些員工能快樂地工作、有些則愁眉苦臉，同樣的工作，表現差異如此大？

原因很簡單，看你有沒有添加變化、驚奇、快樂的元素在工作中，例如，很親切地跟客戶打招呼、快樂地幫客乎服務，實行「助人為快樂之本」，不要繃著臉孔，一副不耐煩的樣子，這樣生活很痛苦。

學習事物的態度也要充滿變化，以學習歌唱為例子，如果唱來唱去都是固定的幾首歌曲，頭腦一定不高興，那你一定要學習新歌，學習歌唱技巧，這樣才是滿足頭腦的善變，頭腦才會快樂。

有些醫生在醫學院畢業後行醫，就以醫學院所教的，或實習醫院所學的，自行開業，卻不積極學習新東西。這會使他行醫工作變成毫無趣味的例行公事。設若態度積極學習更多的東西，提供病人充足的醫療資訊，跟病人細膩的往來溝通，如此會增添行醫的樂趣，醫生最忌諱的是，當上主治醫師或開業後，只在乎業績或賺錢，休息時卻忙著應酬，這樣的生活會使頭腦陷入不快樂中，對自己是有害無益，各行各業都適用這個道理。

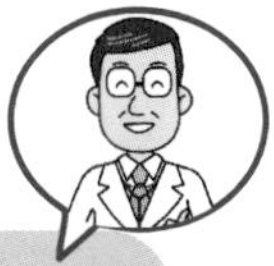

自動化腦

邁入中年的男性病患，失眠竟已三十多年了，只要有一點點聲響就會睡不著，頭腦動不停，因此習慣睡前喝酒來助眠。

頭腦停不下來，是失眠的人經常有的現象，到底頭腦是怎麼回事呢？

陳慕純醫師教導我關於腦的自動化現象：

頭腦有一個特別的現象，就是「自動化」（Automation）。這一點是用來了解頭腦，最重要的概念。當我們說：「我想……」其實是，「我的頭腦想……」也就是頭腦「先想」，然後人們才說出「我想」。

「頭腦比你先知道」，這現象說明了，頭腦可不是容易「被你掌控」的器官。

頭腦運作的速度太快了，它運轉不停、「自強不息」。所有想要停止思考的努力都會失敗，而且對頭腦也不好，這也說明了靜心（Meditation）時，若嘗試要停止思考，反而容易啟動各種幻覺（Hallucination），如此有害於頭腦。

陳醫師認為，頭腦有情緒與理智（邏輯、判斷、創造）機能，啟動正面情緒，可以帶動正面思考，是使用頭腦最好的方式。

請記住「頭腦喜歡快樂」，學習讓它快樂是人生最重要的課題。快樂有很多種，你如果用取悅（刺激）的方式，它會成為驕逸放縱，愈來愈要求增大刺激，從而產生上癮（Addiction），所謂菸、酒、毒、電玩、冒險等，容易上癮。

透過正面學習的方式，讓知識、智慧不斷增長，也會累積喜悅，由於這不是刺激的方式，而是不斷學習，不斷反省，不斷調整（組合）的方式，不會產生上癮的現象，反而讓頭腦更加靈活，更加能應付環境，更加有創造力。

孔子說：學而時習之，不亦悅乎？說明了他的人生經驗。正面學習，是走向快樂的途徑。

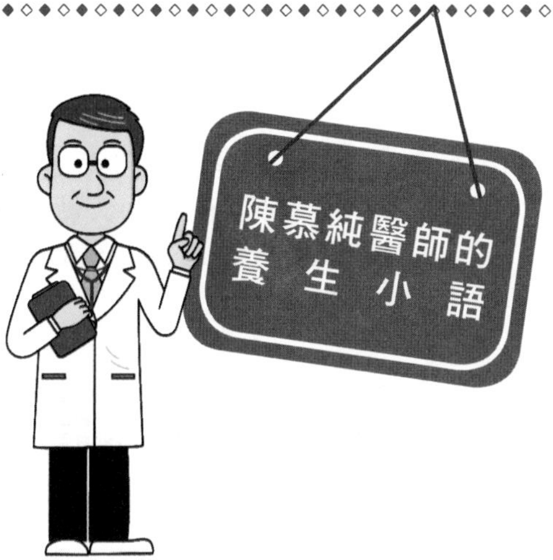

116 情緒起伏是生命能量波動的自然現象，調控情緒最好的方法是，當情緒負面的時候，當下轉為正面，做自己喜歡的事，不需要去探討為何有負面情緒。

117 用進廢退，不進則退是大自然的法則，但是大多數人在學校畢業後就停止學習，使得自己生活品質不斷下降，欠缺成長，導致精神退化。心靈沒有成長的人生，有如行屍走肉，所以精神力很薄弱。

118 人類自從古代到二次世界大戰以前，
平均壽命不到五十歲，二戰後延伸到八十歲，因此，
現代人要有嶄新的養生觀念，才能更健康長壽。

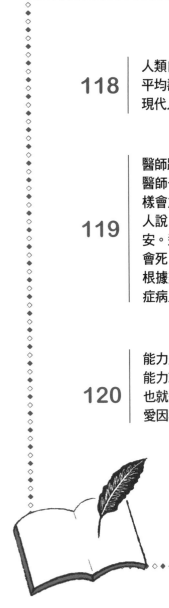

119 醫師跟病人的對話，也是療癒的關鍵之一。
醫師千萬不要用負面的語言，製造病人的恐懼，那樣會加重病人的病情。醫師負面的態度，譬如對病人說：為什麼到現在才來看我？那會製造恐懼與不安。還有腫瘤科醫師警告病人說：不化療的話，你會死！這樣會造成病人的恐懼，加重病情的惡化。
根據美國、日本醫學會的研究報告，為數不少的癌症病人，死於化療的副作用。

120 能力是後天培養的，正面迎接挑戰，不斷學習，
能力就會增加。不敢面對挑戰，沒有信心，
也就失去學習成長的動力，能力當然不會增加。
愛因斯坦說所謂的天才，需要九十九分的努力。

跟診筆記

25

守護人們的健康，不能只依賴醫護人員，
瑜伽老師也能參與健康的守護工作！

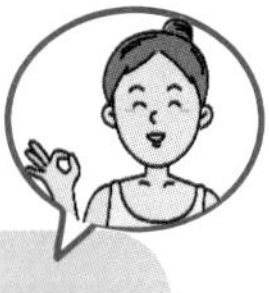

如何增加肌肉

隨著人們壽命的延長，卻面臨到肌肉流失的問題。在第二次世界大戰以前，人類的平均壽命還不到五十歲，因此較沒有明顯的肌肉流失問題。但目前台灣人的平均壽命，女性為八十四歲，男性為七十八歲，年長者通常都會碰到肌肉流失的問題。

人的肌肉，從三十歲起開始流失，缺少運動或蛋白質攝取不足，每年約減少1%，也就是到六十歲時，就流失了至少二十公斤。六十歲以後，肌肉的流失更多。在診所裡，病人多數為六十歲以上的人，大家普遍都有肌肉不足的情況。

肌肉不足的病人，導致相當多的生理症狀，包括：

行動緩慢或無力：人類是靠肌肉行動、移動或工作的，缺乏肌肉，則無法使用足夠的力量。

新陳代謝變慢：欠缺肌肉會導致體溫降低，活動力少，因此新陳代謝變慢，排出不良，累積的代謝物成為毒素，引起各種文明病。

怕冷：體溫降低，自然對於寒冷環境，無法產生足夠的體熱。

心理方面也容易感到無力、孤單、挫折或憂鬱。

至於如何增加肌肉，改善肌肉缺法症呢？陳醫師建議下列方法，進行改善計畫。

①重力訓練：重力訓練是增加肌肉最直接的方法，規律地每天做至少10分鐘的重力訓練，重量或次數逐漸增加，有專家指導是最好的。

②攝取充分蛋白質：具有優質蛋白質的食物，包括蛋、乳酪、優酪乳、豆類、紫菜、肉類。

③胃腸的保健很重要：尤其胃腸功能不好，導致蛋白質吸收不佳。腸胃保健的

食物，包括杏仁、秋葵、麥茶、陳皮、海帶等。

④伸展訓練：重力訓練會使肌肉量增加，同時加上伸展拉筋，包括瑜伽、氣功、武術、舞蹈等，可使肌肉彈性增加，動作更加靈活。

陳醫師叮嚀，隨著年紀逐漸增長，更需要每天規律地運動與正確飲食，保持肌肉強度與彈性，才能健康又長壽。

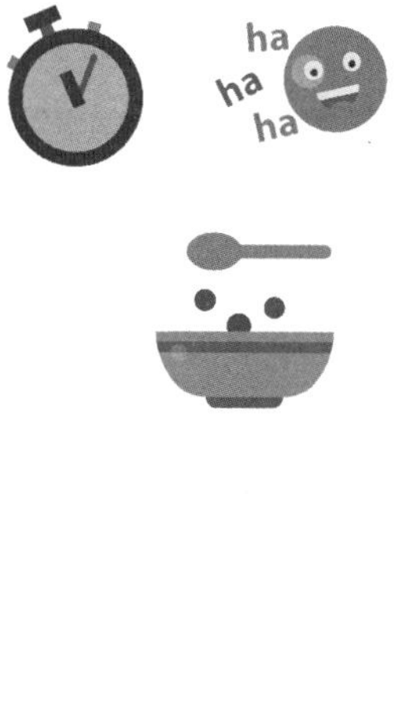

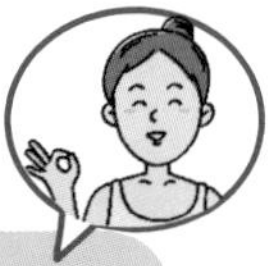

療癒瑜伽（Healing Yoga）

陳醫師看診時，經常建議病人學習瑜伽（Yoga），他認為守護人們的健康，不能只依賴醫護人員，瑜伽老師也能參與健康的守護工作，為什麼呢？

第一、瑜伽能訓練肌肉的柔軟度、彈性及耐力。訓練肌肉，對於健康的維持相當重要，當一個人年過三十歲，若是欠缺運動，肌肉會以每年減少１％的速度消失，肌肉的消失意味著活力減少、行動力減少、體溫下降、新陳代謝速率降低，也表示罹患各種文明病的機率大幅增加。

瑜伽老師在幫學生訓練時，要避免運動傷害，順應病人的肌肉狀態，漸次地予以協助，因人而異，故此要避免過度勉強，或要求學生達成一定的標準體位。

過度要求體位，是瑜伽造成運動傷害的主要原因，有些學生因為運動傷害而放棄學瑜伽是很可惜的。

瑜伽課程可由注重體位法的目的性，而轉為加強關節靈活度及肌肉訓練，應當是瑜伽發展的方向。

第二、瑜伽要結合內核心呼吸，而內核心呼吸能夠幫助啟動副交感神經，讓情緒穩定，避免血壓升高，緩和胃食道逆流症狀，改善大腸急躁症，甚至改善失眠的困擾。可以說是療癒瑜伽。

內核心呼吸是現代文明人必學的功課，然而大多數人依然未曾嘗試，因此，陳醫師建議病人學習療癒瑜伽，一舉多得，可訓練肌肉，可學習內核心呼吸，如此即可有效改善病狀。

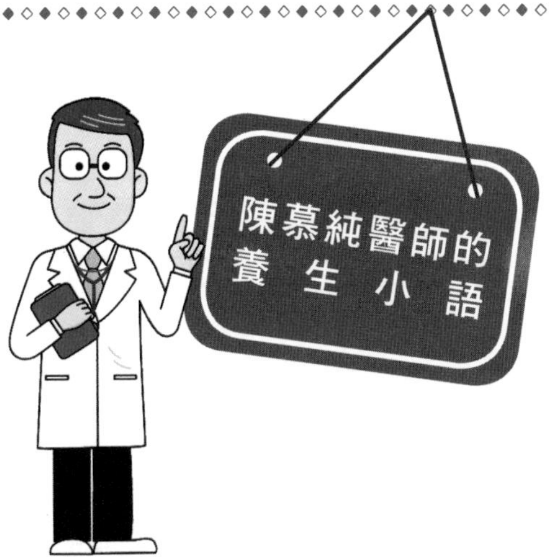

121 當一個人的生活場域缺少溫馨感的時候，會容易感到孤單與疏離，導致憂鬱。只是服用抗憂鬱的藥物，效果有限。溫馨感的培養，需要跟周遭的人物，長時間互動，才能產生。溫馨感的缺失，是現代人不快樂與失眠的重要原因。

122 古代養生氣功，強調經絡與任督二脈，古人沒有解剖學的概念，只能透過經驗，感覺能量的流動，稱之為氣。現代醫學證明，所謂的氣，是透過筋膜流動的現象，筋膜是間質幹細胞的所在處，幹細胞主宰再生與防老，筋膜的彈性是對長壽及養生非常重要的關鍵。

123 打造快樂的互動環境，是避免毒品氾濫的條件，
快樂的人頭腦內充滿腦內啡，對毒品就會有抗拒力。
不快樂的人，腦內缺少腦內啡，
毒品就有攻占的機會。

124 懶惰是生命力的最大障礙，保有生命力必須基本的
生活及工作，懶惰的人將此責任推給別人，
一方面使自己退化，一方面耗損別人的能量。

125 不快樂的人就會容易生氣，
因為累積負面情緒，所以抗壓能力差。
現代年輕人不快樂，抗壓能力差，
因為耗費太多精力在電玩、玩樂、上網，
導致腦力疲乏，累積負面情緒，自律神經失調。

跟診筆記

26

專注力也是會耗盡的，
必須珍惜使用專注力。

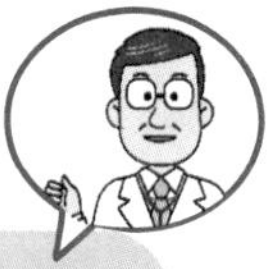

不斷學習、終身學習

到底該如何好好地使用頭腦呢？現代的腦科學漸次明瞭，所謂專注力（Attention）的問題，若能夠以開放焦距（Open Focus）去使用專注力，如此頭腦的使用效率會最好，另一角度來說，亦可說是正確用心（Right Mindfulness）。

頭腦的思考向度很有限，每個人都可以說是「瞎子摸象」，摸到象鼻子的人，說象長得像一條繩子；摸到象腿的人，說象長得像一根柱子。這就是盲點（Blind Spot）。我們所有的思考、判斷、評估、決策，幾乎皆有盲點，如要考慮完整性必要「群策群力」才能完成。也就是要心胸寬大，廣納四面八方的意見，才能免於偏頗，若是單方面獨斷獨行必然會走向偏頗，此即所謂的「正確用心」。要學會正確用心，必要經常反省，以及請教有智慧者，這意味著不斷學習、終身學習。所謂「活到老、學到老」就是這個意思。

學習要生活化、靈活化、多面向化，勇於嘗試新的領域，頭腦才能保有「新鮮」的認知力，這也是正確使用頭腦的要點所在。

病患與醫生的互動，是學習的過程，是資訊交流、訊息累積的過程。彼此都要學習仔細聆聽（Listening）對方的意見，尤其病患為了達到痊癒，必要將其有關病情的資訊，詳加整理，才會瞭解自己病狀的來龍去脈，也才有機會早日痊癒。

病患將其所有的檢查資料、自己病情經過的記錄，以資料夾予以整編，這是非常好的方法。然而懂得整理會這麼做的病患，似乎相當少，求知學習的精神有待加強。

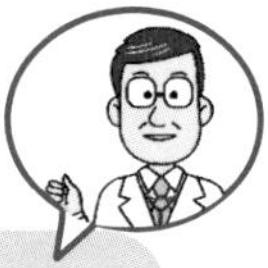

雖然網路發達，還是要養成讀書的習慣

現今電腦、手機、iPad的使用頻繁，資訊氾濫。網路上的資訊看似非常豐富，但是許多的真實性令人存疑，甚至充斥不正確的知識（Knowledge），當然不能傳遞智慧（Wisdom）。

現代人每天盯著網路資訊，已經不再讀書，引起不少學者專家的警告，因為讀書與上網是完全兩回事。

①讀書不會得上癮症（Addiction），上網會上癮。網路上癮已經困擾很多年輕人，甚至還要接受戒癮治療。

②讀書可日益增進知識與智慧，讓人的思想更有深度，見識更廣。而網路資訊往往是即時的、消耗的、膚淺的、欠缺條理的。

③讀書是一種靜心（Meditation），而靜心正是現代人所欠缺的。文明世界多達三分之一的成年人有睡眠障礙，可歸因於欠缺靜心的訓練，如果養成讀書的習慣，相信可以改善睡眠情況。

隨著科技文明的進步，伴隨著多種問題衍生，現代人當謹慎調適，降低可能的壞影響，好的傳統習慣實不宜完全丟掉。

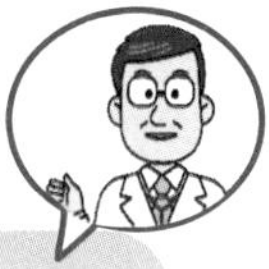

狹隘專注，會耗損頭腦的能量

一位媽媽帶著身穿高中制服的孩子，特別請假來看病。主訴睡眠不足、注意力不能集中，經常頭昏眼花，理解力及記憶力變差，成績也愈來愈不理想。

關於「專注力」，陳醫師分析說：青春期應該是人生精力充沛，充滿夢想的時期，為何會導致這種情況呢？都是來自現代年輕人不良生活習慣所致，半夜使用網路聊天、打電玩，如此不斷地消耗體力及專注力，甚至晚睡、晚起，日夜顛倒，長期如此當然會有睡眠障礙。打電玩隨意耗費專注力，以至於念書時注意力不能集中。

專注力（Attention）是頭腦使用能量的方式，有兩種形式，一者為狹隘焦點專注，一者為開放焦點專注。

狹隘焦點專注，會啟動交感神經。例如使用網路聊天、打電玩、日夜顛倒等，皆屬於狹隘專注；擔心股票漲跌、要求業績、學生在意成績等，亦為狹隘專注。過度的狹隘專注，會耗損頭腦的能量，以至於在生活及課業中無法專注，此即是這位學生的病因。

專注力也是會耗盡的，必須珍惜使用專注力。常見一些孩子因為長時間打電動，甚至變成過動兒的案例發生。

開放焦點的專注情形，內心是種開闊放鬆的狀況，就像在天地宇宙中練習瑜伽，而非只是感覺自己在瑜伽墊上練瑜伽，把心念放大，甚至大到天地、宇宙之中。

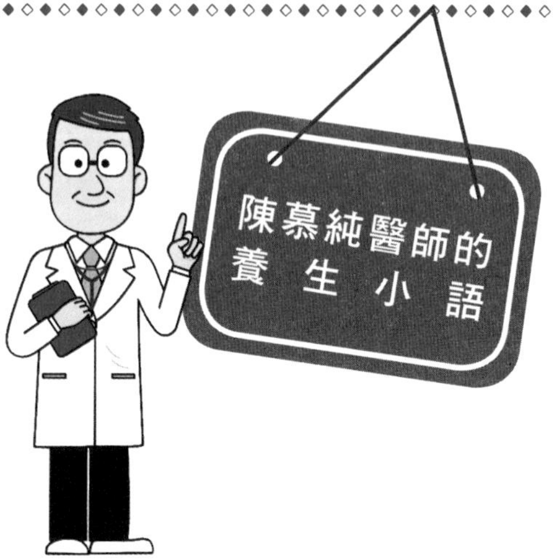

126 孩童都有甜美的睡眠，乃由於童心純真，
一早醒來，就以好奇心探索周遭世界。
孩童會自得其樂，沒有利害名譽，單純投入喜愛的事物，使得腦內啡充滿，因而有甜美的睡眠。

127 工作沒有帶給人們喜悅感，是現代人睡眠不好的重要原因，工作如果千篇一律，沒有挑戰、沒有創意，就無法激起學習的意願與投入的喜悅。但是面對單調的工作，採取快樂的態度，譬如在心中哼唱歌曲，和周圍的人友善往來，也能增進自己的快樂，
因為快樂決定在於自己調適環境的能力。

128

人生在世要經常反省，
才能導向健康快樂的正面方向，
欠缺反省的人生，
會淪為行屍走肉，墮落與無趣。

129

至少學會一樣讓你能專注投入的正面事物，
你會讓生命充滿活力熱情，發光發熱，
這樣就沒有退休與否的問題。

130

不要要求別人了解你，
重要的是你要學會了解自己。
不要要求別人愛你，
重要的是你要學會愛你自己。

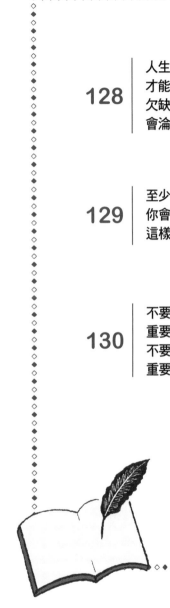

跟診筆記

27

內核心呼吸提升身體外呼吸、內呼吸的效率，
就可以增加細胞中粒線體的含量，
打造不易罹癌的體質。

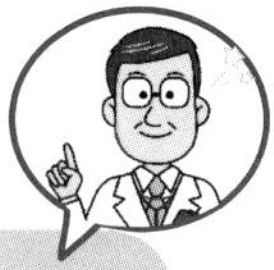

癌症的成因

正常人每天會生成上萬個變異的癌細胞，NKC（自然殺手細胞）會處理掉這些變異的細胞，如此就不會因為這些變異的細胞累積成長而形成癌症，NKC就存在我們的免疫系統，而目前癌症仍是十大死因之首，影響現代人的健康甚鉅，到底癌症的成因主要有哪些？

一體溫低

身體的體溫低，新陳代謝率就會降低，體內的毒素不易排出，免疫系統（NKC）機能跟著降低，體溫每下降1度C，免疫力降低30%。而造成體溫降低的原因有哪些？

1不運動：不運動造成身體肥胖沒有肌肉，因為肌肉才會使體溫升高。肌肉內富含粒線體。粒線體是人體產生能量（ATP）的地方。

2老年：老年人肌肉量會減少，人體三十歲以上，每年減少1%的肌肉量，而訓練肌肉必須訓練富含粒線體的紅肌，運動項目以太極拳、瑜伽、氣功較佳。

3細胞呼吸：細胞必須進行有氧呼吸，避免進行無氧呼吸。身體如果在缺氧的狀態，細胞（在細胞質內）會進行糖分解的無氧呼吸，1個葡萄糖只產生2ATP，因為能量無效使用，所以必須吃大量的葡萄糖。而身體在氧氣充足的狀態，粒線體會進行檸檬酸循環的有氧呼吸，1個葡萄糖產生36ATP的高效率機能。

二 缺氧

身體在缺氧的狀態，就會進行沒有效率的無氧呼吸，細胞質只產生2ATP並且有乳酸等毒素累積。缺氧的體質是造成癌症的很大因素。什麼樣的狀況是缺氧體質？

1粒線體的數目變少：肌肉量減少，因為粒線體富含在肌肉裡。吃降膽固醇的藥（Statin）會使粒線體減少。鹽吃太多，鹽中過濃的鈉離子 Na^+ 也會使粒線體減少。

2循環不好：因為動脈硬化或不運動，造成身體循環不良。

3胸式呼吸：胸式呼吸造成不完全換氣，使身體缺氧。

4負面情緒：因為負面情緒產生壓力，也會造成交感神經興奮，長期累積負面情緒甚至會造成憂鬱等身心症。

三 酸性體質

酸性毒物累積……所有癌症患者都呈現酸性體質，酸性體質就是PH 7.30以下，為什麼會造成酸性體質呢？

1進行胸式呼吸，沒有使用腹式呼吸。腹式呼吸才是有效率的呼吸法，尤其內核心呼吸會幫助自律神經平衡。

2吃垃圾食品，例如：人工添加物、甜食、燒烤、反式脂肪等。這些食品沒有營養成分，而且身體不易代謝出去，容易累積排不出去的毒素，對身體有害。

3吃太多，造成身體負擔。

4肝腎不好，肝腎是體內解毒、排毒的重要器官，肝腎不好毒素自然容易累積。

5糖尿病，糖尿病是新陳代謝疾病，糖尿病患者的毒素也比較容易累積。

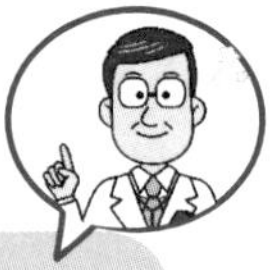

癌症是新陳代謝障礙所引起

近幾年對於癌症之所以發生的原因，觀念已有徹底的改變，過去六十年間的研究，都集中在基因以及DNA的研究，認為DNA受到傷害，基因產生變化，才導致癌症的產生，在此方向投入大量的人力物力。最近幾年才發覺研究方向應改往研究新陳代謝，也就是當細胞新陳代謝有了重大的變化，才導致DNA及基因的變化；而非DNA及基因的變化，引發新陳代謝的變化。

特別是當粒線體（mitochondrion）出問題時，新陳代謝就會發生很大的變化。細胞內的粒腺體行有氧呼吸，將葡萄糖轉化為大量的能量（ATP），供給身體進行生命功能，然而當細胞在缺氧的情況下，例如：血液循環不良、或其他有毒物質（自由基）時，皆會導致粒線體受損，接著細胞製造的能量不足，導致新陳代謝障礙，於是細胞開始變異，最後衍生為癌細胞。

因此癌症已被公認是新陳代謝的疾病。同時這也證明了，我們透過飲食、生活型態的改變，可以改善癌症病人的病情。尤其是經過手術、化療或放療的病人，更需要同時改善飲食及生活型態，才能得到較佳的療癒效果。

經由內核心呼吸提升身體中外呼吸的效率，也會提升內呼吸的效率，就可以增加細胞中粒線體的含量，如此打造不易罹癌的體質。

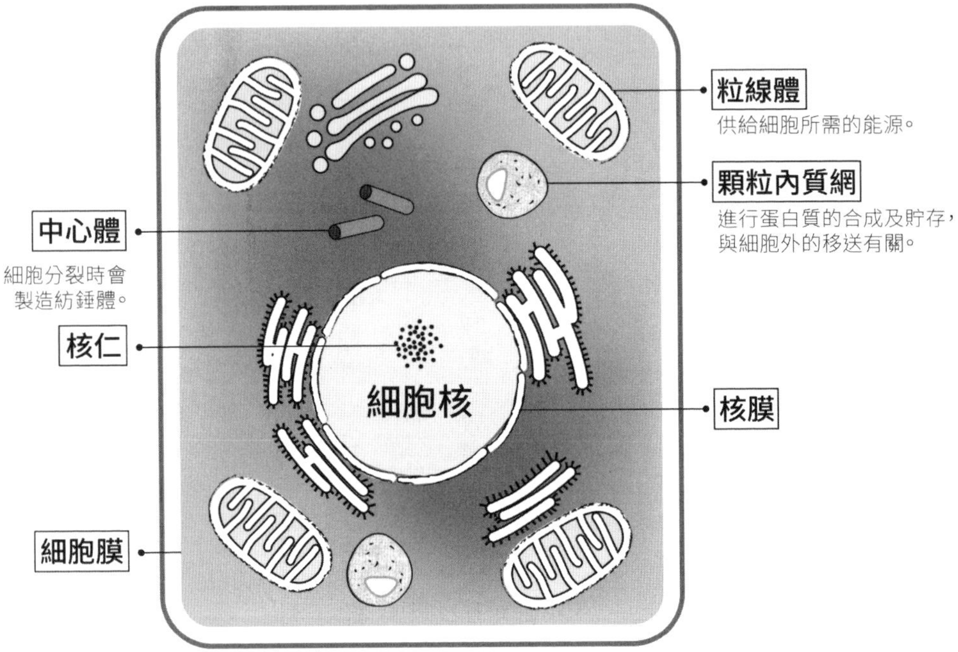
粒線體
供給細胞所需的能源。
顆粒內質網
進行蛋白質的合成及貯存，
與細胞外的移送有關。
中心體
細胞分裂時會
製造紡錘體。
核仁
細胞核
核膜
細胞膜

細胞的構造

細胞核：含染色體，內有遺傳物質 DNA。
粒線體：細胞內呼吸的所在，負責利用葡萄糖與氧氣，進行有氧呼吸，產生能量分子 ATP。

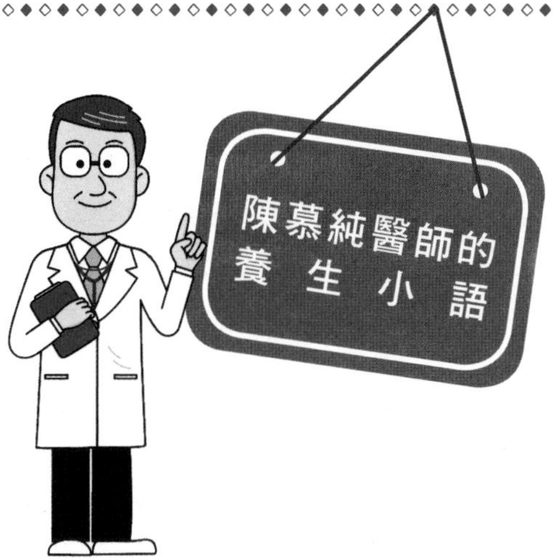

131 無所事事是懶惰的現象，沒有挑戰、沒有創意，如此生活違反生命法則，惰性會使生命枯竭。免於惰性的最好方法，是培養自身專注投入正面事物，這樣會帶來生命的驚奇與喜悅，如此就會賦予生命意義。

132 好奇心能啟動探索真理的喜悅，並豐富生命力，現代人漸漸失去了求知的好奇心，轉為追逐無聊與瑣碎的八卦新聞，如此消耗生命與腦力，將好奇心轉為對知識與真理的追求，是現代人頭腦健康的關鍵。

133 快樂的能力必須靠自己努力培養，
在健康的時候就要培養快樂的能力。
如果等到生病的時候才要培養快樂，就很困難。

134 健康的時候學會快樂，做一個快樂的人，
生病的時候也會比較不痛苦。
不快樂的人，沒有生命能量的喜悅感，
在生病的時候，痛苦的感受會加深。

135 讀書可以增加知識，但如果不會做事，
無法解決問題，
表示這個知識是沒有用的。

跟診筆記

28

飲食的順序，影響血糖值上升的快慢，
減少會讓血糖升高的醣類攝取，
人就不會發胖。

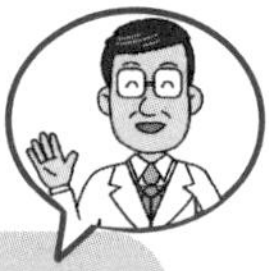

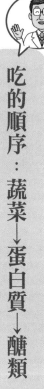

吃的順序：蔬菜→蛋白質→醣類

在診所，病人經常提問有關飲食的問題，但是飲食專家、中醫師或營養師，意見多所分歧，以食物的順序而言，也莫衷一是，有的主張先吃水果、有的主張先吃肉、有的主張先吃蔬菜。

經過這十多年來的觀察與討論，目前最被接受的是，「蔬菜→蛋白質→醣類」的順序最好。考量到我們人類所具備的消化吸收系統，先吃纖維質豐富的蔬菜，再接著吃需要花費較長時間消化的蛋白質，最後再吃醣類，便能夠減緩血糖值的上升。

除了根莖類外，幾乎所有的蔬果都不會造成血糖上升。肉類魚類也不會使血糖上升，且蛋白質消化過程很花時間。因此，只要先將蔬菜、蛋白質放進胃裡，即使之後再加進來飯等醣類，血糖值也不至於急速上升。

舉例來說，吃醬燒豬肉定食，請先吃附餐的高麗菜絲，或蔬菜類的小菜，接著吃豬肉，最後才吃飯。這樣順序進食，不但能抑制血糖上升，胃裡頭先填充蔬菜與豬肉，已有了一些飽足感，就不會把米飯吃太多，這樣子就不會導致肥胖。反之，若一開始先吃米飯，血糖值急速飆升，結果，明明吃一樣的食物卻會發胖。

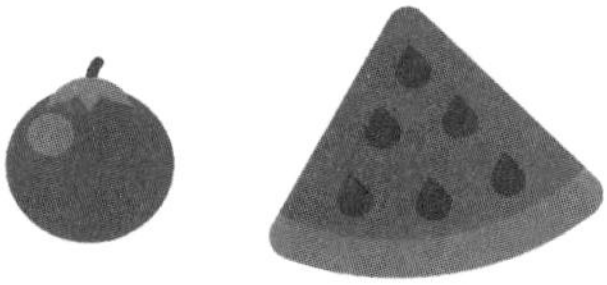

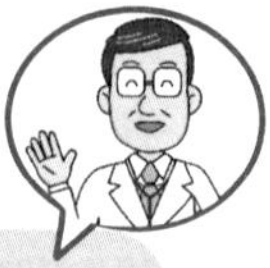

減醣是重點所在

發胖的原因不是油，也不是肉，其實是醣。忍著餓只吃一份蕎麥涼麵，體重不會減少。若是選擇牛排餐，肉和沙拉吃到飽的人，其實並不會發胖。讓人們發胖的原因只有一個，那就是糖分（碳水化合物），吃一大堆以油烹調的肉類、魚類，不會發胖，吃飯卻會發胖。

基本上，肥胖是由血糖值升高所造成，因此只要減少會讓血糖升高的糖分攝取，人就不會發胖。主要持「卡路里論」的營養師說：只要讓攝取的卡路里，低於消耗的卡路里，就會變瘦。但實際情況並不是這樣。

有的人認為脂肪的卡路里很高，因此吃了以油烹調的肉類、魚類就會胖。事實上，脂肪並不會因為被吃下肚子，就會直接變成身體上的脂肪。吃進人類身體的食物，會在消化吸收的過程中被分解、合成，成為新的物質，正因為如此，糖分才會在人體中轉變成脂肪。

更何況，脂肪一旦攝取太多，就會隨著糞便排出體外，並不會留在體內，反而可以增進解出大便的通暢度。但是糖分卻是百分百會被人體吸收，由於葡萄糖對生存而言是必不可缺少的物質，所以人體才會有這樣的機制。

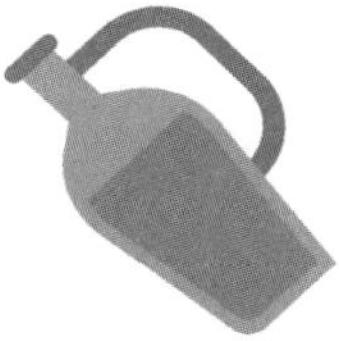

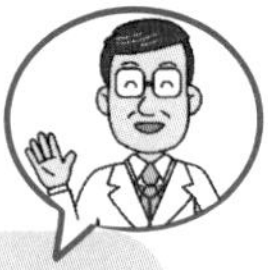

醣化會導致老化與疾病

醣化是指蛋白質或脂肪，與葡萄糖結合，所產生的一種變質惡化現象。蛋白質或脂肪與葡萄糖結合，便產生名為AGE（Advanced Glycation End Product 醣化終產物）的壞物質。AGE會對血管、腎臟、肌肉、膠原蛋白等造成相當的損傷，更與各種文明疾病的產生有所關連。

「糖尿病患者的血管比健康人老十年」的說法，乃因為糖尿病患的AGE較高，會引起發炎，進而導致血管壁變差的關係。此外AGE還會黏附在過濾廢物的腎膜上面製造出孔洞，導致白蛋白（Albumin）蛋白質漏出尿液中，引發糖尿病腎病變。

存在於阿茲海默症病患腦部的老人斑的斑點處，即累積著許多AGE，而在巴金森氏症病患的腦細胞中，所謂的路易氏體裡，也有許多AGE存在，因此，避免AGE的食品是避免文明病的關鍵。

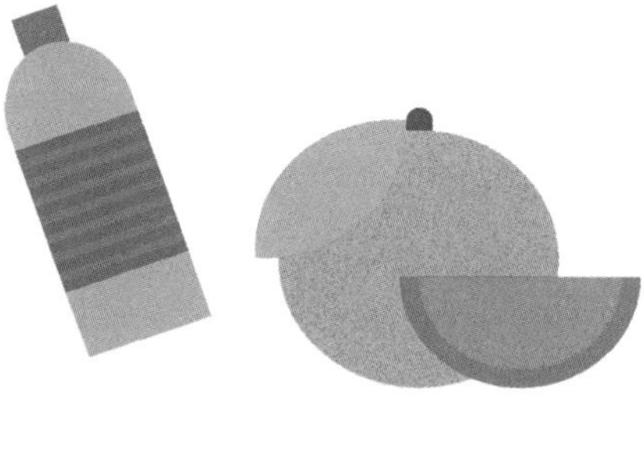

醫學
健康常識

AGE引起發炎反應，導致文明病。

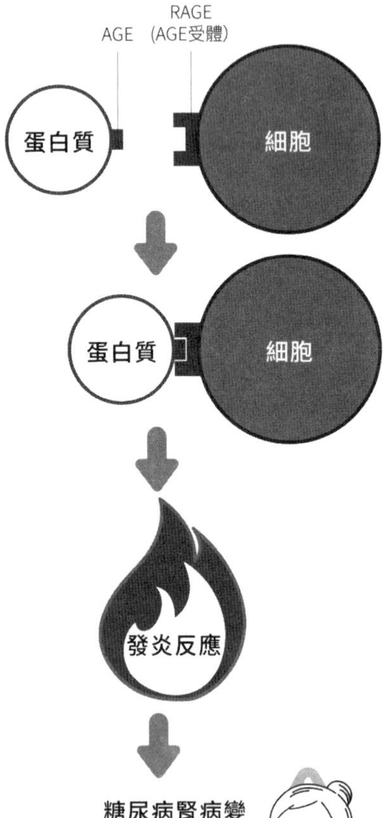

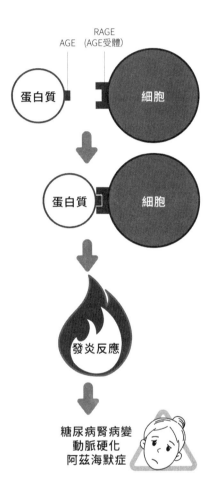

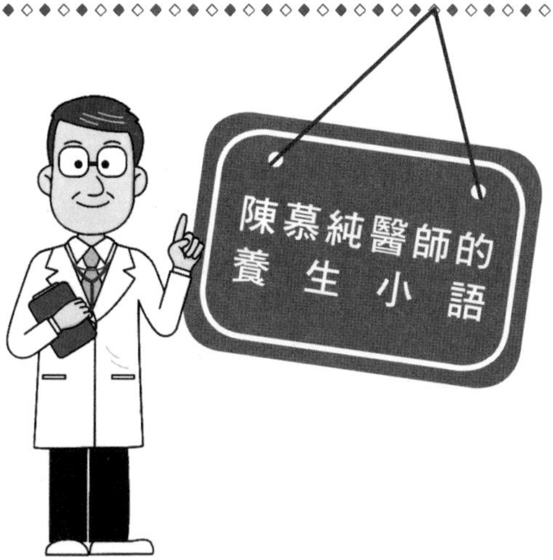

136 每個人都要對自己的健康快樂負責。這要透過不斷地學習，尤其年紀愈大，愈要花時間去學習。
忽略了自己的健康快樂，年紀大了會被病痛折磨，到時候要復原就更困難。

137 每個人投入於自己專業的工作以外，再花時間增進自己的健康快樂，這就有夠忙了。
因此，花時間在對健康無意義的活動，不但浪費時間，也浪費生命。

138 由於醫療照護的內容，愈來愈複雜，再加上人們壽命的延長，醫療照護成為專業人員才能勝任的工作。年長者照顧生病的另一半，已經變成不能勝任的工作，因而產生一大堆抱怨，千萬不要用愛的名義來取代專業的照護。

139 現代醫療，尤其是臨終醫療，往往忽略了病人的自主，尊嚴與喜悅的生命內涵。其實多數人在日常生活中，也往往忽略過自主，尊嚴與喜悅的生命內涵，迷失在無意義的事物中。

140 現代醫療的功能，首要任務是延長病人的生命，對於延長生命的生活品質與可能的思緒影響，則為次要的考慮。也就是病人要自己面對的問題。在選擇純粹延長生命，不管生活品質；或者認為沒有尊嚴與自在的生命，延長生命是沒有意義，這樣的問題，病人要自己面對與承擔，不能推給別人。

跟診筆記

29

陳醫師自創「採紅菱划船」招式，
試試當你情緒不好時，透過這個動作，
馬上就能轉正，功效非常明顯。

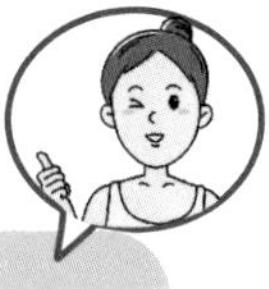

當下轉情緒為正面

人的情緒是波動的，時而為正，時而為負，這是情緒能量的本質如此，每天從早到晚都會有這種現象。重點在於，一方面要多累積正面的情緒，多從事正面快樂的事情，一方面也要將負面情緒當下轉為正面。

為何要當下轉情緒為正面呢？因為負面情緒停留愈久，可能會加重及深化，以後也就更容易出現。例如過去所遭遇的挫折，所經歷過的恐懼，已經深刻於記憶之中，隨時都可能出現。如果出現的當下就轉為正面，將可減少這些負面情緒出現的機會，也就是讓整體情緒能量往上提升。

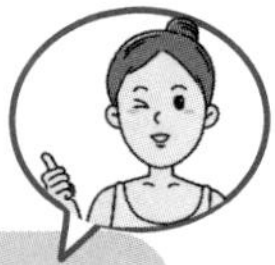

當下的力量（The Power of Now）

專注於當下，是使用頭腦很重要的方式。如果能專注於當下，把握對每一個片刻的覺察（Awareness），就能讓頭腦專注力的能量做最佳的運用。專注於當下，就不會讓心智被卡在過去的框子裡，或被卡在未來的框子裡。

尤其面對當下浮現的負面情緒，更需要專注於當下的力量來轉換。梅爾·羅賓斯（Mel Robbins）提出「五秒法則」，就是每當有負面情緒，憤怒、怠惰、不安的時候，馬上集中專注力，大聲喊叫：5—4—3—2—1，接著立刻行動，做你想要做的事，或是做身體的舒暢活動，讓行動力與生命力展開出來。

「五秒法則」，實際應用上卻有許多不足之處，一方面五秒的時間太過匆促，在這麼短的時間要轉換情緒或意志力，並不容易，而且又太單調乏味，沒有吸引力。因此成功率不高。

陳醫師自創了轉換情緒為正面的方法，稱為「採紅菱划船」。陳醫師發現缺乏運動的中老年人，背部拱著、脖子老是僵硬，利用划船的動作，轉動兩側肩膀，使肩頸放鬆，同時腳底板也前後移動重心，同時唱〈採紅菱〉當划船歌。用此方法轉換當下情緒為正面。二〇一八年（8月19日）陳醫師跟我接受年代電視《聚焦2.0》專訪，陳醫師當場表演了「採紅菱划船」，獲得廣大迴響，一年時間網上點閱率超過百萬人次。「採紅菱划船」一方面隨時隨地都可以做，一方面透過唱歌，能讓情緒高昂，對病人而言非常實用又有趣。試試當你情緒不好時，透過這個動作，馬上就能轉正，功效非常明顯。

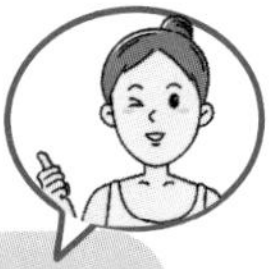

建立快樂的生活模式

快樂需要學習，培養多種嗜好，包括：瑜伽、氣功、歌唱、舞蹈、球類運動、讀書、繪畫、雕刻、賞花、賞鳥……種種正面活動，可以視為自己的工作或嗜好，正面的工作又能熱情快樂的投入，或是在工作之餘培養正面的嗜好，讓生活中充滿熱情與快樂，這就是建立快樂的生活模式。

早上起床就學，清晨的小鳥快樂地歌唱，讓早晨充滿活力地去上班工作。上班時，隨時將快樂的因素投入到工作中，譬如增加工作的趣味性、讓工作內容更加豐富、跟同事保持友善輕鬆的關係等。下班後，要充分利用時間做有益身心的運動，保持肌肉的彈性與身體的靈活度。

快樂的生活模式，就可以讓正面情緒不斷成長，生命就充滿活力與意義。

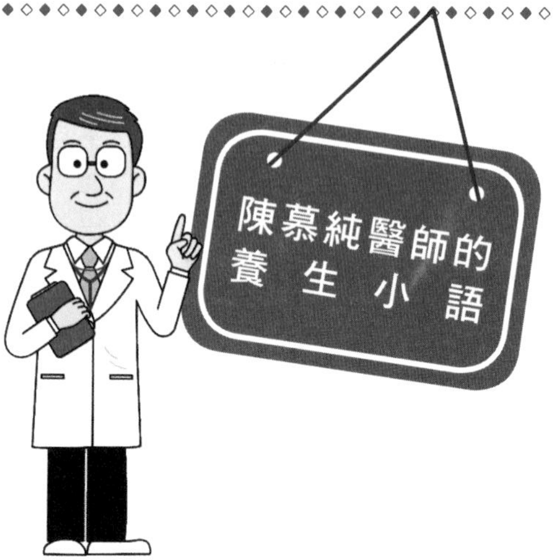

141 微循環的障礙是相當多文明病的原因，包括癌症，肥胖，冠心病，高血壓，糖尿病，失智症，巴金森氏症，甚至憂鬱症。因此，所有的運動或養生功法，都要改善微循環，才有療癒效果。要改善微循環，一定要運用內核心呼吸，也就是深度的呼吸，平衡自律神經，讓身體處於自在穩健的狀態，再加上一顆愉悅的心，會讓身心通暢。

142 清早起床，想像自己是一隻小鳥，迎接新奇的一天，哼著歌，在大地跳躍，這樣的心境，自然帶來快樂，不會有憂鬱的可能。

143 現代人講究科技，打造舒適方便的生活形式，很容易將自己沉浸在舒適圈，從而產生惰性，失去挑戰自己的勇氣，也失去了生命的活力。就算有了舒適的生活環境，人也要去挑戰與學習嶄新的事物。

144 專注傾聽周遭的一切，珍惜眼前的美好，讓每個片刻充滿驚奇與喜悅，這是活在當下的技巧，讓生命更充實、更有活力。

145 學會自得其樂的人，就不會害怕孤單（Loneliness），
如此就能享受孤獨（Aloneness），
生活在優游自在之中。

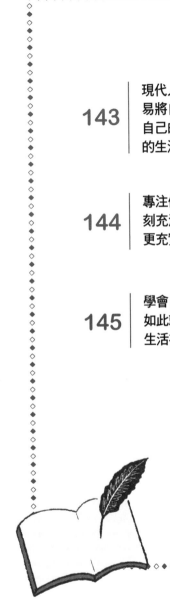

跟診筆記

30

陳醫師對病人治療的熱情與不斷研究的精神，
在醫學療癒之路上，
成果耀眼且被大眾看見。

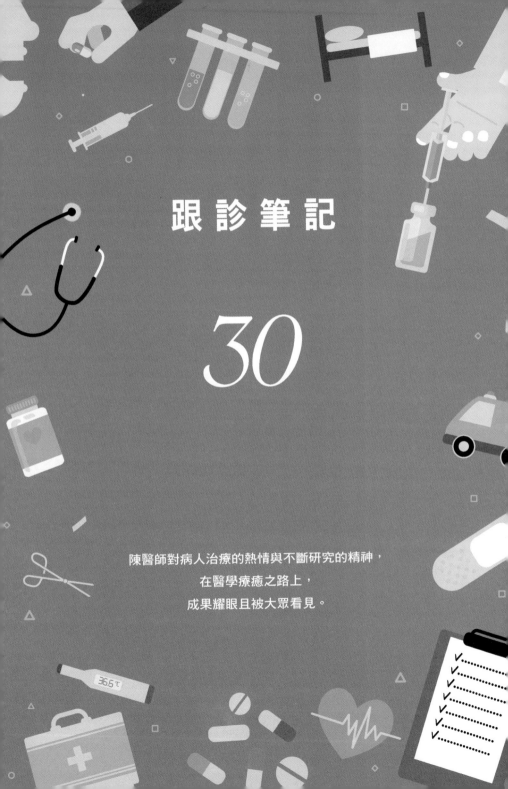

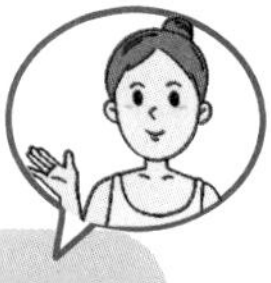

漫漫療癒之路

陳慕純醫師和我在二〇一七年元月推出了《神奇的內核心》一書，出版後深受各界歡迎。其實書出版的前兩年，我們已經累積相當多的臨床實例，自律神經失調的症狀，包括尿失禁、胃抽筋、胃食道逆流、緊張性頭痛、失眠、心因性高血壓等，都能在短期內獲得改善。

病患們常常好奇地問：陳醫師您與吳老師是在怎樣情況下，發現內核心呼吸的呢？故事說來話長，當然要經歷深度的探討，才會有這樣傑出的發現。

陳醫師早在三十年前，就開始探討解決自律神經失調的問題，心理諮商的效果一般都不理想。於是陳醫師開始引進腹式呼吸與超覺靜坐（Transcendental Meditation），但要病人專心靜坐其實很不容易，因為頭腦思慮是不容易停止的；另一方面要病人學會腹式呼吸，也需耗費相當長的時間。當年陳醫師致力探討靜心（Meditation），包括歐美各國及佛學的資料。

靜心時，由於病人不容易進入頭腦安靜的狀態，陳醫師開始利用大自然音樂，尤其是海浪與流水，藉著聆聽水聲，效果較佳。有一陣子世界流行聽莫札特的音樂，不過病人不容易接受，因為他們沒有聽音樂的習慣與素養，莫札特的古典音樂對某些病人而言太陌生了。

靜心再加上聆聽音樂，效果也並非很理想，於是陳醫師跟催眠大師徐大智合作，希望引進催眠，幫助病人解決問題。徐老師有許多臨床催眠的經驗，與陳醫師在二〇〇八年發表《意象催眠新境界》，在催眠過程中加入意象，這是嶄新的催眠方法，但是效果也不是很理想，由於多數病人不容易進入催眠狀態，再者，運用意象，病人需要想像力，但是能有充分想像力的病人很少。

二〇一〇年陳醫師在喜悅之路靜坐協會，講授「排毒醫學」，課後我遂向陳醫師自我推薦，建議將瑜伽應用到療癒，可以結合排毒醫學。此後，我將陳醫師授課內容，鉅細靡遺記錄下來，加上自己研究的瑜伽功法，在二〇一二年出版《排毒瑜伽》，問世後深受歡迎。

接著，逐步規劃療癒課程，結合靜坐、腹部呼吸、瑜伽等，在伊通教室開始幫助病人，並且發現病人在腹部呼吸時，腹部深處是鬆弛的，因此治療效果相當有限。陳醫師建議重點放在吐氣，加上各種強化的技巧，發現病狀的改善非常快速又明顯。在研究腹部深處的解剖時，發現內核心肌群的結構，有別於坊間流行的外核心肌群。這種深入腹部的呼吸方法，陳醫師取名為「內核心呼吸」，經由我加以研發各種呼吸功法，才有今天的成果。

這是一條漫長的療癒之路，有病人請教陳醫師，您為什麼能夠不斷地探討研究呢？陳醫師回答，源於「一個醫師對病人治療的熱情」。對於任何正面的工作，若缺乏熱情，是不可能有突破的。

如同愛因斯坦發表相對論，絕非一蹴可幾。大學時期，愛氏日夜思索質量、能量與時空的問題，並不熱衷學校課業，因此成績平平，當時校長論及「此人平庸，將來不會有成就」，沒想到，日後愛因斯坦被公認為二十世紀最聰明的人，憑著個人的好奇心與解決問題的熱情，他發現了最偉大的物理學理論。

年屆七十歲的陳慕純醫師，行醫四十多年來，憑著一股救助病人的心與熱情，漫漫療癒之路終於有了成果，研發出「內核心呼吸法」。我有幸能幫助完成這個使命，也希望社會上有志之士能繼續接棒下去，讓療癒瑜伽幫助更多人。

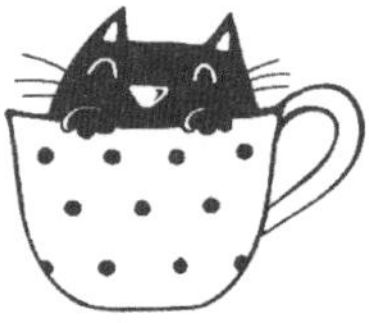

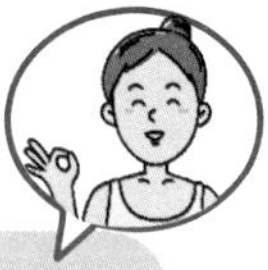

【附錄】歡樂歌舞廳——瑜伽老師的跟診學習記

時間：二〇一九年九月五日

地點：陳慕純醫師診所

◎洪聖惠

筆者曾經在陽明大學，罕見疾病基金會工作過一陣子，有過不少跟醫師訪談（做口述醫療史，新聞稿撰寫）的經驗，跟診倒是第一次。這次的經驗，非常有趣。

陳醫師的診間，其實是歌舞廳。週四的上午，接近十點，到達位在三重的診所，一開門，便被認出是要來實習的學生，直接被帶到診間，分配坐在陳醫師左手邊的位置。坐在旁邊，觀察聆聽陳醫師與病患的互動，沒多久陳醫師就說，來幫看病的人把脈，陳醫師非常鼓勵並尊重禮遇學生，稱我為洪醫師。

我就在陳醫師的口述指導下，學習把脈，從大拇指下方那塊厚厚的肉，會有一條顏色偏紅與偏白的肉交界的界線，沿著這條線往下來到手腕附近，用手指頭直直地往下壓，試著去找到脈搏的跳動。接下來的實習程序，就如同上述一般，每位病人來到，陳醫師先問診，接著他讓坐在左側的實習生我，移動到右側病人旁邊把脈。我坐在病人的右手邊，用我的右手把病人右手的脈。學習把脈很有意思，當指尖感受到脈搏的跳動，自己會很有成就感，我找到了、感受到了……

有人的脈很好找，手指一下去，就感受到了；有的卻很難找，像是胖胖手，或是脈搏微弱的、很沉的，我得摸好一陣子，才能感受到脈動。愈是沉的脈，我愈得穩定，才能感受得到，刻意不說話，刻意專注。胖胖手的脈，比沉的脈還要難感受，當我的手指試著在手腕上移來移去，卻總是覺得一片寂靜，只能說，胖胖手的隔音效果太好，我的指尖偵測器卻還不夠敏銳。

高血壓的藥並無法達成微循環的調整，然而身體要健康，大循環小循環都要正常運作，微循環當機時，血液的含氧量會不足，當血液缺氧，文明病就會找上身。止痛藥吃太多，則是洗腎的一大主因。只要自律神經一失調，身體就會失去平衡。我用瑜伽的邏輯來想像，內在失調，外在就會跟著失調，不只身體無法正常運作，連我們的外在世界（工作，家庭，人際，社會，經濟……）都會跟著失調。或許，製造平衡，就是陳醫師的工作，藉由診斷，找出原因，再給予方法，幫助來就診的朋友，找到平衡。

有意思的是，陳醫師一直重複在講，看病的重點不在拿藥，但來看病的人，絕大多數就是來討藥吃的。這天筆者跟了兩個多小時的門診，只有一位病人，主動跟陳醫師說：我想練內核心呼吸法，我看到了外面牆壁上的資訊，我要去上課。陳醫師叫她第一名：我看好妳，相信妳的意願跟行動，將會如妳所願。這位病人自己提到，十幾年來睡不好，不改變不行。

彷彿劉姥姥進大觀園，我這次跟診，才知道有人那麼愛吃藥，而且這樣的人還不少，吃自己的藥不算，還會拿家人間的藥來吃，真教人傻眼。藥又不是蛋糕啊，怎麼能夠隨便方享！很多病人拿著藥袋，來請陳醫師看，陳醫師經過診斷後，都會試著把藥量調降，其中一位病人，在聽到陳醫師說這兩顆藥不要吃了，可能是心裡不安，頻頻追問不吃可以嗎？陳醫師方對這位女性病患說：妳的這顆藥，是吃攝護腺的藥。剛巧師母經過，大驚問病人，妳有攝護腺嗎？這位病人終於接受這顆藥不要吃了。

陳醫師給的平衡之道，很清楚，重點不是吃藥，重點是從日常生活飲食運動做起。肉桂可以促進微循環，陳醫師的桌上就擺著一瓶肉桂粉，給病人看，自己也吃給病人看，他不時打開肉桂粉的罐子，灑一些進咖啡裡；喝麥茶，可調整腸道，在陳醫師的課堂上特別學到，腸道的狀態與晚間助眠的褪黑激素相關，白天腸子準備好了，晚上褪黑激素才會準備好，人才可以準備好睡覺。有一位病患排便不順，陳醫師的建議是午餐後三十分鐘，食用 200cc 的無糖優酪乳＋ 15 cc 橄欖油，平常可喝牛蒡茶。

運動這件事也非常有趣，來看陳醫師門診的病患，睡眠品質不佳占了一大部分，陳醫師對每人都會問，你有在運動嗎？其實，有在運動的人還真不少，舉凡氣功、太極拳、大雁功……說得頭頭是道的運動啊！然而我練瑜伽，很清楚知道，有運動跟沒運動狀態的差異。門診裡這些表示自己有運動的人，絕大多數肌肉軟嫩，缺乏精神與自信（猜想其中大部分的人，如果他們爬樓梯，可能爬個十樓要休息八次，追公車，追到一半就開始腿軟了。滑手機是做手指運動，看電視是做眼球運動，關於軀幹核心，動起來有點累耶，我四肢有動就好啦……喔不要太認真，以上只是我內心小劇場的碎碎念）。運動，有做是一回事，做對，又是另外一回事。工作是一回事，工作愉快有效率又是另外一回事；結婚是一回事，結婚愉快幸福，又是另外一回事。運動、工作、婚姻、甚至看病啊……任何事情，有做是一回事，感覺好是一回事，真的變好，又是另外一回事。人生啊！要怎樣一回事，其實人有某種程度上的決定權，端看你願不願意誠實，能不能夠清醒覺察。病患走出診間後，陳醫師也忍不住說，這運動，很多都沒做對啊！

陳醫師真是令我大開眼界，說到要運動，他會推開椅子站起來、示範給病人看，還要病人跟著做：大步抬腿往前踏，雙手握拳舉起往後划，並且配上〈採紅菱〉的歌聲——一副母雞帶小雞的行為概念（母雞陳醫師很認真開心在唱在跳，病患小雞很害羞，是兩種不同的狀態），我覺得最投入的就是陳醫師了，一個上午下來，他至少跳了五場〈採紅菱〉，還不包括我還沒來之前。除了〈採紅菱〉，遇到有唱歌嗜好的病人，陳醫師會用內核心呼吸法唱歌給他們聽，當天的演出還模仿葉蒨文唱歌。陳醫師說，採用內核心呼吸法唱的歌，尾音可以拉長，我想意思就是氣很夠的意思。陳醫師自豪說他去唱歌，老闆稱讚他是唱得最好的客人。各位看倌，這診間活脫脫就像個歌舞廳，我忍不住問：陳醫師，你何時要開演唱會？這位阿伯可驕傲了，認為一般歌星開演唱會，能唱不能跳，我能唱又能跳，探戈華爾滋等各種交際舞都會，而且是很會。他的國標舞學了十年，舞蹈老師對陳醫師說，你可以不用學了……

這天來跟診學習，好歡樂啊！陳醫師說，他想要研發療癒歌舞，來看診的人，需要歡樂。當天我坐的位子是在診間最內側，前面坐著陳醫師，陳醫師前面是病患，我可同時看到陳醫師跟病患間的互動。眼前是一位滿頭白髮且精神飽滿的醫師，忙著問診、看診，寫病歷、蓋章，跳舞、唱歌，灑肉桂粉，教我把脈，為病人和我解說……穿著白袍的醫師，看著垂頭喪氣的病患們，他們有的說個不停，有的面無表情，有的面露憂鬱，儘管身體不舒服，他們都還是很努力以微笑面對，願意用笑臉說著自身的不適；然而我想，真正的力量，應該不只是微笑，而是真誠的微笑＋勇敢的改變。

歷時兩個多小時的跟診，放下醫師與病患的角色，我覺得陳慕純先生根本完勝。來看病的朋友不管年紀大小，包括年長可能跟陳醫師差不多歲數的，眼前的景象，完全就是對比。這位陳先生就是從頭到尾，陸續大聲唱歌，大步跳舞採紅菱，還加上小步扭屁股……陳醫師興致高昂說這是早晨暖身的好方式。

最後來提一位讓我印象深刻的病人。這位先生太神奇了，上班族裝扮，一進診間，拿出表格跟醫師討論，原本我還以為是藥廠的業代來介紹產品的。一會兒後，我才弄清楚，原來這位先生可是極度認真的病人，他很仔細地記錄下自己的睡眠狀況，用表格書面的方式呈現，好讓醫師清楚他的狀態……過分認真的人怪不得壓力大容易睡不好，這位先生有規律運動，上健身房，認真執行卻不見得獲至他想要的結果，究竟真正能讓人如其所求的因素是什麼？認真沒錯，但問題可能不是出在不夠認真，有關很認真睡這件事，似乎上不了好睡排行榜。

我已學習到把脈的技巧，縱使功力只及皮毛，我還是很開心。陳醫師說我學得快，一下子自我感覺良好起來，遂跟朋友說，我是把脈小神童。其實，這一天的學習非常豐富，並非僅僅這篇文字所能傳達完全的。

醫師難為，好醫師更難，要醫的不只是身，還有生病不安的心。長期日復一日，面對憂愁的臉，充滿健康期待卻缺乏正確行動的人，要能以滿滿的正能量，純熟的醫術技巧，縝密細緻的心思來降妖除魔，不只是病魔，還有心魔，醫師這門在我看來，不是人做的工作，是神的任務。

陳醫師是這樣一位醫者，他總是發自內心真誠自信地對病人說：我幫你想辦法，交給我。我不只一次聽到陳醫師對病人如此說，交給我！這是醫師的承擔，但做為想要健康的人，我們的承擔，又是什麼？

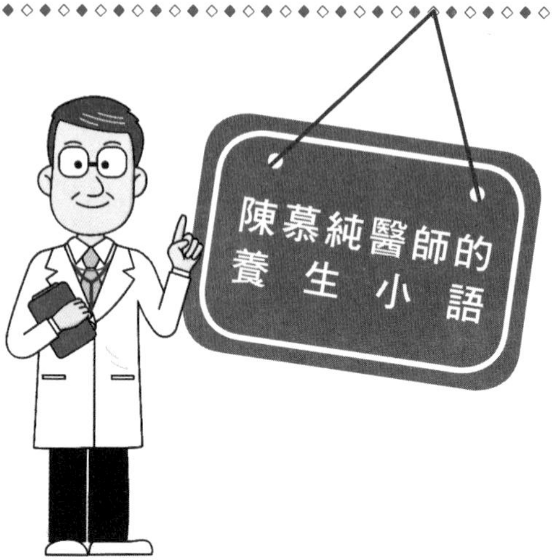

146 人要動才會快樂，懶得動的人，往往欠缺生命力，顯得無精打采。現代人缺少運動，若一味打坐靜心，反而造成肌肉流失，得不到健康快樂。

147 你現在折磨身體，以後身體就會折磨你。
你現在不關心癌症，以後癌症會關心你。
你現在不給頭腦快樂，以後頭腦就會快樂不起來。
你現在搞亂你的情緒，以後你的情緒就會搞亂你。

148 頭腦喜歡新奇的挑戰，但重要的是你要挑戰自己，不是挑戰別人；頭腦喜歡比較，但重要的是你要跟自己比較，不是跟他人比較；跟自己挑戰、跟自己比較，才能夠打開你的視野，擴展你的學習空間，讓你更加成長、更加有自信，也更加喜悅。

149 活出健康快樂的自己，
是人生最重要的座右銘。

150 創意不斷的人，沒有退休的問題。
活在當下，自得其樂，沒有孤單疏離的問題。
專注於正面工作，充滿熱情與生命力，
沒有人生意義的問題。

國家圖書館出版品預行編目資料

陳慕純醫師健康教室——跟診筆記與養生小語
/ 陳慕純、吳妍瑩著 .
-- 初版 . -- 臺北市 : 聯合文學 , 2020.04
328 面 ; 14.8x21 公分 . --（健康生活 ; 43）

ISBN 978-986-323-339-8（平裝）

411.07 109003665

陳慕純醫師健康教室

作　　　者／陳慕純　吳妍瑩
發　行　人／張寶琴

總　編　輯／周昭翡
主　　　編／蕭仁豪
資 深 編 輯／尹蓓芳
編　　　輯／林劭璜
資 深 美 編／戴榮芝
內 頁 插 畫／陳芳蓁
業務部總經理／李文吉
行 銷 企 劃／蔡昀庭
發 行 專 員／簡聖峰
財　務　部／趙玉瑩　韋秀英
人事行政組／李懷瑩
版 權 管 理／蕭仁豪

法 律 顧 問／理律法律事務所
陳長文律師、蔣大中律師

出　版　者／聯合文學出版社股份有限公司
地　　　址／臺北市基隆路一段178號10樓
電　　　話／(02)27666759轉5107
傳　　　真／(02)27567914
郵 撥 帳 號／17623526 聯合文學出版社股份有限公司
登　記　證／行政院新聞局局版臺業字第6109號
網　　　址／http://unitas.udngroup.com.tw
E-mail:unitas@udngroup.com.tw

印　刷　廠／禾耕彩色印刷事業股份有限公司
總　經　銷／聯合發行股份有限公司
地　　　址／231新北市新店區寶橋路235巷6弄6號2樓
電　　　話／(02)29178022

出 版 日 期／2020年 4月　初版
定　　　價／330元

ISBN 978-986-323-339-8（平裝）

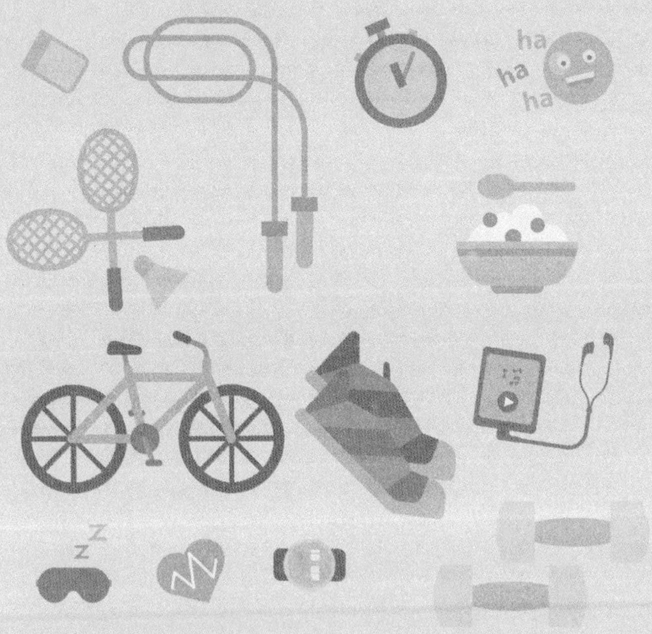
ha
ha
ha